子どもの
歯と口のケガ

宮新 美智世 著

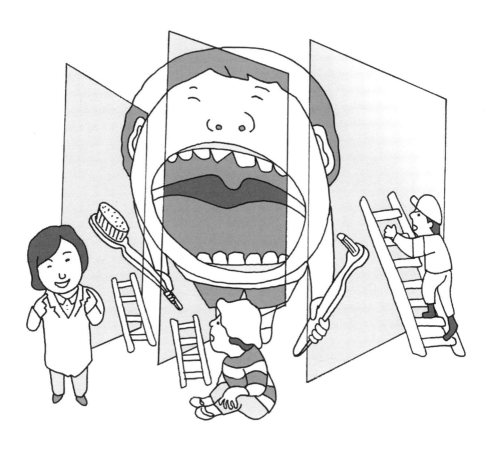

言叢社

はじめに

　子どもの歯といえば、まずむし歯（医学用語では齲歯という。以下「う歯」と表記）を想起される方が多いことでしょう。確かに、人生の中で最もむし歯を作りやすいのが小児期です。ただし、歯や口のケガ（外傷）も小児期に最も多いのですが、あまり知られておりません。

　歯の外傷は、見かけからして痛々しいし、本人は食べることができなくて辛いうえに、外見もみっともない感じがして落ち込んでしまうことでしょう。さてどうしたらよいのだろうと思っても、まわりの大人や保護者でさえ、「歯のケガをしたらどうしたら良いか」という情報をおもちでなく、また得にくいために、不安にかられながら歯科医院にみえます。

　たとえば、子どものケガの中で、転倒や転落はとても多い外傷です。その中で顔面や歯や口に外傷を受ける危険性も高いものです。そのような歯の外傷が起きた時、歯科医師にかかる前にどんな対処をしておけばよいでしょうか。ケガをした子どものために、誰にでもできることがあるのです。

　このようなとき、対処がよりよくできるために、そして安心して治療を受けていただくためには、まず子どもの歯の外傷とはどういうものかを知り、その上で、どんな外傷に対して治療ができるのか。さらに、外傷のその後の影響はどのようなものなのか。この影響を解消させる、あるいは被害を最小限にとどめるための対応とはどの

はじめに　3

ようなものか。これらの基本を知っておくことがとても大切です。

　本書では、

・1章：お子さんの健全な歯と口のために知っておいていただきたい基本的知識を挙げてみました。

・2章：歯と口のケガとはどんなもので、応急処置はどうしたらよいかを記しました。

・3章：歯と口のケガで、歯科来院後にはじまる検査や治療について説明しています。

・4章：歯とケガがどういう現場で起きるか、実際例をご紹介しながら、ケガを予防するための方法や取組みを紹介してみました。

・5章：歯と口のケガがいったん治っても、長期的に歯に与える影響があり得ますので、これを説明しています。

　子どもの歯についての基本的な知識、知っておくべき大切なことを踏まえて、保護者に十分には知られていない、「歯の外傷」についての知識をお知らせしようとするものです。

† この本をつくるにあたって

・全体的に、医学的な説明は、一般の方にわかりやすいように簡略化しています。
・文中、Caceとして患者さんの症例を入れました。良くみられる具体例として、著者がまとめたものです。
・日本外傷歯学会のホームページ内に、『歯の外傷治療ガイドライン』が掲載されており、ケガをした歯についての詳しい治療法を、どなたでも読むことができます。
・文中にトピックスとして、Moippo（もう一歩深く知る）、Column（コラム）、Chui（注意事項）のコーナーをつくりました。

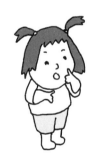

●子どもの歯と口のケガ　目次

はじめに　3

chap.1
健全な口腔と口腔衛生 ------------------------------------11

1. 口腔の役割　12

　子どものむし歯は減った？　12、口の役割　13

2. 小児の歯の特徴　14

　（1）歯の構造　14

　（2）乳歯が永久歯に与える影響　16　●乳歯はいつごろできるのでしょう

3. 小児の口腔ケアの実際と食生活上のヒント　18

　（1）最初の一歩（6か月ごろから）　19

　（2）1歳6か月児・生活リズムを作る　19

　（3）3歳児以後・しつけが有効な時期　21

　　　　　Moippo.1　乳歯と咀嚼の生物学的意義　22

4. 小児の歯周病について　24

5. 歯並び・う歯と外傷　25

　（1）歯並びと外傷の疫学情報　25

　（2）う蝕と外傷　27　●う蝕ができる過程と予防法

6. 口呼吸と夜の歯ぎしり　31

　（1）口呼吸の問題点　31

　　　　　Column.1　おしゃぶりと口呼吸　32

　（2）夜間の歯ぎしり　34

7. 小児の歯科治療を受けるにあたって　34

　（1）診療をうけるまえに　34

　（2）低年齢の幼児の治療　35

　（3）病気療養中の子どもの口　37

　（4）周術期の子どもの口　37

（5）周術期に起きやすい口腔関連の異常に伴うトラブル　38

　　　Moippo.2　歯医者さんって怖くない？　関矢 多希　39

chap.2
歯と口のケガⅠ --43
歯の外傷の状況と応急処置と治療の大まかな流れ

1. 外傷の状況　44

はじめに　44

（1）受傷の年齢と頻度　45

（2）どの部位に外傷がおきますか？（好発部位）　46

（3）受傷の原因　46

（4）受傷のパターン　48

（5）受傷当初の注意点　48

（6）歯科受診の前に、私たちができること　50　抜け落ちた歯は必ず拾う

（7）外傷後のホームケア　54

2. 外傷の診断　55

（1）歯の損傷とその種類　55　①歯冠の破折や亀裂、②歯根の破折や
　　　　　　　　　　　　　　　　　　亀裂、③歯冠歯根破折

（2）歯周組織の損傷　55　①脱臼、②陥入、③脱落、④歯槽骨骨折

（3）歯髄の損傷　56

3. 外傷歯の治療と経過・管理の大まかな流れ　56

（1）歯の損傷の治療　56　①歯冠の破折や亀裂、②歯根の破折や亀
　　　　　　　　　　　　　　　　裂、③歯冠 - 歯根破折

（2）歯周組織損傷の治療　57　①脱臼、②陥入、③脱落、④歯槽骨骨折、
　　　　　　　　　　　　　　　　　　⑤歯髄の損傷

（3）治療後の経過管理　57

（4）永久歯への影響　57　①歯の表面の白斑や黄斑、形成異常、
　　　　　　　　　　　　　　　　②歯根の形成異常、形成停止、弯曲や屈曲、

目　次　7

③後継永久歯の萌出の遅延、位置異常

Moippo. 3　子どもの歯の形は早くかわいいままに元に戻したい
和田奏絵　60

Moippo. 4　歯髄から採取、iPS 細胞が注目されている！　62

chap.3
歯と口のケガⅡ -- 65
治療と経過

1. 外傷の診察・検査と診断　66

　1.　医療面接　66

　2.　診察　67

　　（1）視診　67　　（2）触診　69　　（3）打診　70　　（4）歯髄診断　70

　　（5）X 線検査　71　　（6）写真撮影　71

2.　外傷後に観察される合併症　72

　　（1）歯冠変色　72　　（2）歯髄腔狭窄　72　　（3）歯髄壊死　73

　　（4）歯根吸収　73

　　　　Moippo.5　ケガをした歯の"血のめぐり"がわかるようになりました
柿野聡子　74

3.　歯の損傷　治療法、治療後の臨床経過　76

　　（1）受傷歯、治癒後の臨床経過の全体観　76

　　（2）歯冠破折の治療　78　1）亀裂　2）歯髄の露出（露髄）を伴わない歯冠
破折の治療　3）歯髄の露出（露髄）を伴う歯冠破折の治療

　　（3）歯根破折の治療（水平歯根破折を中心に）81　●歯根破折の治り方

　　（4）歯冠‐歯根破折　82　1）破折の種類・受傷当日の対応法

　　（5）脱臼歯の治療　83

　　　　Chui　固定と固定期間…骨性癒着との関係　84

　　（6）乳歯陥入についての治療　84

　　（7）完全脱臼（脱落）の治療　85

1）歯が脱落した時の対応法、2）歯を失った時の注意点

(8) 歯槽骨骨折　89

(9) 乳歯の外傷に起因する後継永久歯の形成異常　89

Column.2　歯の再植、移植と固定法の歴史　91

chap.4
歯のケガの現場と予防法 -- 93

1. 家庭での歯のケガ　94

Cace.1　乳歯をぶつけてしまった・Ⅰちゃん4歳　96

2. 学校（園）での対応　99

(1) 学校（園）における口腔の外傷　99

Cace.2　歯が折れてしまった・K君9歳の場合　100

Cace.3　歯が抜け落ちて、再植・M君7歳の場合　102

3. スポーツ外傷と予防　104

(1) スポーツ外傷　104　　1）マウスガード

(2) スポーツに関連する広義の歯科的傷害　105

(3) 外傷の予防　105

1）健康状態を把握し、健康上の問題を解決すること、2）安全な環境を整える、3）自己、他人、集団の安全に対する意欲を育成する、4）応急処置法、緊急時の例、対処法を学ばせる、5）スポーツ中の防具やマウスガードの着用を促進する

Chui　マウスガード使用上の注意点　107

4. 医療の現場でのケガを防ごう　108

(1) 医療現場と口腔外傷　108　　子どもの歯が外傷を受けやすいわけ

(2) 損傷予防の進め方　111

5. 病気治療期間中の歯と口の守り方　112

①保護用マウスピース、②歯の固定、③とがった部分を丸くします、④抜歯

chap.5
外傷を受けた歯は、長期的にはどうなっていくのか？
------ 115

1. 歯の外傷による影響　116　●疫学情報
2. 外傷による各組織の損傷と長期経過　117
　（1）歯冠における各種の破折　117
　（2）歯髄　118
　　　①循環障害、②歯髄壊死、③歯髄腔狭窄、④歯髄炎、⑤歯根吸収
　（3）歯周組織　120
　　　①歯根膜、②歯根形成組織、③歯槽骨、④歯の周りの柔らかい組織
　　　（軟組織）の損傷について　●上唇小帯・歯肉・口唇・粘膜
　（4）歯根の破折　124
　　　①水平歯根破折、②歯冠・歯根破折
　（5）まとめにかえて　126

おわりに　127
索引　129

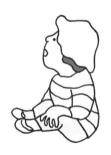

Chap. *1*
健全な口腔
口腔衛生とその背景

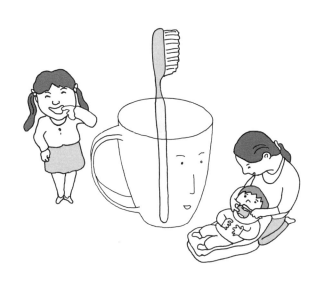

1．口腔の役割

●子どものむし歯は減った？

　子どものむし歯が減ったといわれますが、それは小学生以下の年齢、主に幼児期のことであり、就学以後、成人までの期間でむし歯が増えて、今も昔も成人になるまでに、ほとんどの人はむし歯になっています。

　50年前に比べて幼児と小学生の齲蝕（むし歯になること、以後「う蝕」を使用）が減ったのは、もっぱら保護者が、食生活の改善や歯みがき等で努力したおかげである、と思われます。私たちは、これらの努力を続けていただけるよう支援しながら、就学後の学童生徒が自身の健康に対する意欲と行動の質を高めていくことを応援しなければならない、と思っています。そのための教育や活動を進め、幼児・児童期のう蝕の数の軽減だけではなく、口腔の質の健全性が、生涯の健康に大きな役割をはたしていくことを知ってもらいたいと、思っています。

　子どもにう蝕が多いのは、甘味を摂取する機会が多い上に、子ども自身が歯を磨く習慣を身につけたり、歯を磨くことができるまでには、時間を必要とするからです。また、自身の食生活に心をむけてくれることは、なかなか十分とはいきません。したがってこの期間は保護者が作る"環境"や食生活、また"歯の仕上げみがき"によって、大きく影響されるのが、子どもの口腔です。

　特に甘味の摂取を適切に保つことは、肥満や糖尿病、心疾患等の

予防の面から、親にも子どもにも推奨されています。日本の将来を支える、次世代の健康を育むためにも、10代の人たちに教育する機会を設ける意義は大きいのです。う蝕も歯周疾患も砂糖の摂取を抑制することで、阻止できることは明らかです。健康問題を解決する糸口として、甘味を取りすぎない社会を作ることは成人病を阻止し、医療費の高騰を抑えるためにも重要です。

●口の役割

　口の機能は、主に噛む、味わう、食べる、話す、呼吸する、表情を表すなど、普段はあまり意識しないかもしれませんが、重要な役割があり、生命維持とコミュニケーションに重要な役割を果たしていることがわかります。より詳しくは以下の機能がありますが、子ども期はこれらの多様な機能が発達する大切な段階にあります。

表1-1：口腔の役割の一覧

咀嚼（そしゃく）	食物を噛み、食べやすくすること
摂食（せっしょく）	食事を摂ること
嚥下（えんげ）	飲み込むこと
顔貌（顔立ち）の形成	口元は顔の印象を左右する
異物の認識と排除	口の中は感覚が鋭く、小さな異物でも認識できる
平衡感覚の維持	正しい噛み合わせが平衡感覚を保つ
味覚	食物のおいしさと危険性を感じとる
構音・発音	言葉を発する、歌を歌う、口笛を吹く
愛情、怒りなどの感情表現	舌打ち、Kiss、口をとがらせる、口元がゆるむ
消化機能	咀嚼機能と唾液に含まれる消化酵素
免疫作用	粘膜免疫システムや唾液中の免疫物質
脳への刺激	噛む動作、唇等への快感は脳への刺激源
呼吸への関与	鼻とともに、呼吸を担う重要な器官
力の発生	咀嚼力、巨大な筋肉である舌の力、食いしばり
ストレスの発散	美味しい食事、歯ぎしりなど

Chap.1 健全な口腔　　13

◎図1-1：口腔の構造と部位名

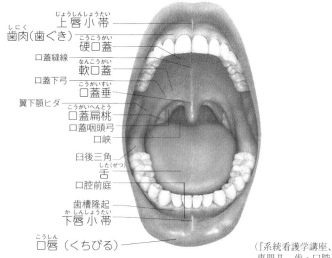

(『系統看護学講座、専門Ⅱ、歯・口腔、成人看護学⑮』、p.24 図2-8、医学書院より)

2. 小児の歯の特徴

(1) 歯の構造

　歯は、エナメル質というつやのある外側と、象牙質という丈夫な内層から成っています。また、口の中で見えるのは普通、歯冠という部分ですが、歯ぐき（歯肉）の中には歯根という部分があって歯を支えています。象牙質の内側が歯髄となり、血液や神経が通っています。歯髄は子どもの場合、歯を成長、完成させるために重要な役割を果たしています。歯根の表層にはセメント質という硬い薄層があります。セメント質と顎骨との間は、歯根膜という組織がつないでクッションの役割も果たしています。顎骨のうち、歯の周りで歯を支えている部分を歯槽骨といいます。

◎図1-2：歯の部分名称と歯周組織の構造

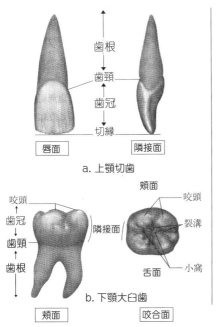

a. 上顎切歯

b. 下顎大臼歯

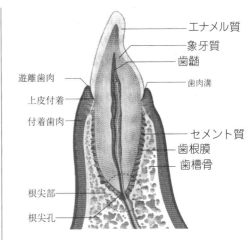

(『系統看護学講座、専門分野Ⅱ、歯・口腔、成人看護学⑮』、p.21 図2-6、医学書院より)

歯槽骨（しそうこつ）：頭蓋骨の中で歯を支えている部分
歯髄（しずい）：歯の中央にある血管や神経を含む組織
歯根膜（しこんまく）：歯と骨をつなぐハンモック役の弾力性のある組織
歯根（しこん）：歯の根に相当し、歯肉や歯根膜に囲まれている
歯肉（しにく）：歯ぐき
歯冠（しかん）：外から見える部分。白くツヤのあるエナメル質に被われている
エナメル質：歯冠の最表層にある。水晶と同じ硬度7の層
象牙質（ぞうげしつ）：歯の形をつくる硬度5の骨より硬い組織
セメント質：歯根表面を被う薄い硬組織。硬度4〜5で骨に類似した組織

Chap.1 健全な口腔　　15

（2）乳歯が永久歯に与える影響

●乳歯はいつごろできるのでしょう？

　歯が作り始められるのは，胎生7週で、女性がまだ妊娠に気が付きにくいころです。胎生4か月頃から歯は固くなりはじめ（石灰化）、このころから永久歯も乳歯の傍らで作られ始めます。乳歯は出生までに歯冠ができていますが、出生後に歯根がつくられつつ、乳歯が生えることになります。永久歯は、出生時ごろから石灰化が始まります。

　このように妊娠期は子どもの歯の基本が作られる大切な時期で、乳幼児期を通じて永久歯が育つのです。出生後、下の前歯が約8か月後に生え始め、3歳くらいまでの間に、乳歯による噛み合わせが完成します。その後、乳歯は幼児期を通じて役割を果たし、5～6歳で下の前歯から抜け落ちて、後継の永久歯と交代していきます。学童期のあいだにすべての乳歯は抜けて、その後継永久歯が萌え出て永久歯による咬み合せへと移行します。

　乳歯は一定期間にその使命を終えますが、乳歯のう蝕や歯周組織の損傷や感染は、形成途上にある後継永久歯に影響を与えることが知られています。

　たとえば、乳歯が健全であると、一般に後継永久歯の生え替わり（歯の交換）も正常に行われることが多いものです。しかし、う蝕や外傷により乳歯やその歯周組織が炎症や感染を被った場合は、乳歯そのものが短命になることがある一方で、乳歯がぬけてくれなかったり、後継永久歯が形成障害をこうむることさえあります。乳歯が健全であるか病的であるかは、後継の永久歯が健全に育つか、あるいは異常になるかに、密接に関連してきます。

◎図1-3：乳歯と永久歯の見取り図

上顎　（右）（左）　乳歯列　内側列　外側列　永久歯列　下顎

●乳歯名称
A：乳中切歯　B：乳側切歯
C：乳犬歯　D：第一乳臼歯
E：第二乳臼歯

●永久歯
1：中切歯　2：側切歯
3：犬歯　　4：第一小臼歯
5：第二小臼歯
6：第一大臼歯　7：第二大臼歯
8：第三大臼歯（親しらず、智歯）

乳歯になかった大臼歯

永久歯に生え変わるとき、乳歯にはなかった、1組3本の大臼歯が上下の奥に加わり（左図参照）、口腔が奥へ長くなる。つまり、口の中の容積が飛躍的に大きくなり、顔全体が下前方と横方向に成長。20歳すぎまで顔は、成長をつづけます。

（歯の図は、「系統看護学講座　歯・口腔⑮」20p. 図2-4を参照にして作成。医学書院）

◎図1-4：乳歯と永久歯の位置関係
（上顎頭蓋骨のX線μCTデータの三次元構築像）

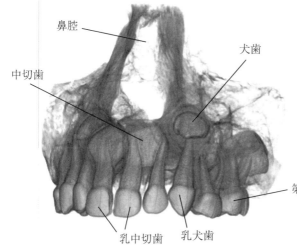

この画像は、3歳頃で、永久歯が乳歯の内側に育っています。側切歯は、中切歯と犬歯のさらに内側に隠れています。成長に伴い、乳歯の根が短くなり、永久歯は前方かつ下方に下りてきます。

Chap.1 健全な口腔

乳歯は極力健全に保ちたいわけですが、ひとたび感染や炎症が拡大した場合は、後継永久歯への悪影響を阻止するために、乳歯は抜歯するなどの処置が必要になることもあります。なにによりも永久歯の安全を最優先する必要ががあるからです。したがって、小児の口腔は乳歯の時期から、永久歯に交換し終わるまで、少なくとも年2回、6か月間隔の定期的なチェックをうけることが望ましいといえます。ちょうど車のメンテナンスのようなもので、何もおきていなければ、う蝕予防になり、もし異常が見つかった場合は、早期に対応することで、永久歯への悪影響は最小限にできるからです。

3. 小児の口腔ケアの実際と　食生活上のヒント

　生後5か月頃から離乳が始まり、しだいにさまざまな食品を口にするようになります。半年を過ぎれば乳歯がはえ始める子どもがでてきます。歯には歯垢がつき、う蝕や歯肉炎、口内炎が生じる危険性が出てくるのです。特に、生え初めにばい歯にやられて、萌出性歯肉炎というひどい炎症に襲われることも、まれではありません。

　歯は萌出して2年ほどは表面のエナメル質はまだ未完成であるためむし歯になりやすいのです。小児歯科医としてお勧めするのは、歯がはえるまえからお口や歯ぐきをやさしくマッサージしたり、歯みがきできる前からお口のまわりをタッチなどして慣れさせ、歯みがきの習慣を準備をしておくことです（p.29「う蝕ができる過程と、予防法」とあわせて参照）。

（1）最初の一歩（6 か月ごろから）

　まずは前歯が生え始めたら、できれば安定して寝心地のよいふんわりしたところに寝かせて、保護者は体をマッサージするように、首、顔、ほっぺ、口の周りを指で触るなど、優しいタッチ、最小限の力で触り、まずはリラックスさせます。

　この習慣をしばらく続けて、子どもが慣れてきたら、まずは柔らかな綿棒や指に巻いたガーゼで唇や歯肉、歯をちょっとぬぐってみせます。慣れるまで無理せず根気よく受け入れてくれるまで続けます。いきなり歯ブラシで磨くとびっくりしますので、家族が歯みがきをする様子を見せるなど、本人にも歯ブラシの感触を少しずつ知らせます。このとき歯肉や上唇小帯に歯ブラシの毛先が触らないよう気を付けましょう。保護者も歯科医院で、幼児向けの仕上げ磨きの手法を習うことで、子どもに嫌がられにくいテクニックが学べます。

（2）1 歳 6 か月児・生活リズムを作る

　早起きと朝食をとる生活リズムを作ります。食生活に関しては、甘い飲料や菓子の摂取習慣を付けないことは特に大切です。

　歯みがき準備のために、家族がぶくぶくウガイを見せて、誘ってみましょう。歯磨き嫌いが多いこの年齢では、歯ミガキタイムが快適な時間になるよう工夫しましょう。

　まずは膝枕をするように寝かせて仕上げ磨きをするのがお勧めですが、ふんわりした寝心地よい大きめのクッションなどに寝かせると快適なスタートとなります。首と体幹とがまっすぐになるくらいがよいでしょう。ほっぺやお口のマッサージなどは、よい導入になります。

Chap.1 健全な口腔　　**19**

◎図1-5：幼児の歯の仕上げ磨き方法

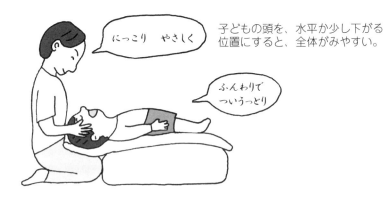

子どもの頭を、水平か少し下がる位置にすると、全体がみやすい。

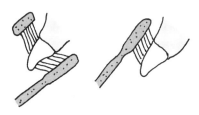

← 左：歯の外側は、歯の面に直角にハブラシの毛をあてます。磨くとき、歯ブラシの毛先は移動させずに、**振動**させます。歯肉を毛先でこすると痛いので、歯だけを磨くことがおすすめです。

右：縦にみがくことで、上唇小帯にやさしく磨くことができます。口を開けてくれたら、裏側も歯に限局させた当て方を工夫し、振動させるとよいでしょう。

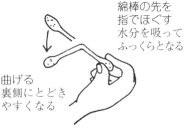

綿棒の先を指でほぐす
水分を吸ってふっくらとなる

曲げる
裏側にとどきやすくなる

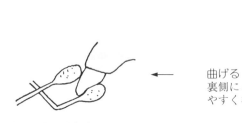

綿棒で歯の表と裏をふきます

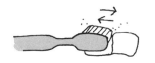

小さく歯ブラシを振動させる

歯を磨くときは、歯ブラシの毛先で歯肉をこすって痛みを与えてしまわないように、歯のみに歯ブラシをあてて、軽く振動させるのがポイントです。すぐにあきてしまいますから、一度に全体を徹底的に磨こうとあせらないで、１日のうち何回かかけて、全体に歯ブラシを当てることを目指しましょう。

　子どもが自分で磨こうとする気持ちは大切にしてよいのですが、この時期は転倒して歯ブラシを口に刺してしまうケガが多発しています。本人ひとりに歯ブラシを握らせるのは危険ですから避けて、実質は保護者がケアします。歯ブラシは子どもの手の届かないところに保管しましょう。

　難しい点は歯科医院で指導を受けましょう。

（3）３歳児以後・しつけが有効な時期

　３歳になると、お約束が守れるようになります。おやつの時間をきめて、その時間まで待って、おやつ時間以外には甘味を摂取しないことを教え、約束を守ったらほめましょう。自分で磨きたがる時期なので、子どもとともに歯みがきをして磨き方を教え、磨いたらほめてから見せてくれるようにいって、ほめながら着実に仕上げみがきをしましょう。１日に１回は、とくに夕食後にしっかりと歯を磨くようにするのが有効です。夜になって甘味を摂取することが無ければ、昔言われていたような"寝る前の歯みがき"をする必要はありません。できれば夕食後早めにしっかりと歯を磨くようにするのが有効です。歯科医院では親子でともに習うことがお勧めな時期です。

Chap.1 健全な口腔　　**21**

━━━━━━━━━━━━━━ **Noippo. 1** ━━━

乳歯と咀嚼の生物学的意義

　乳歯は、幼少時の、発育期の咀嚼器官であり、永久歯列が完成するまでの期間、時間的空間的調整を担当します。

　乳歯は、口腔顔面の発育を刺激する器官として、発音、発語など乳幼児の言語機能の発達にも重要な役割を果たしています。発音では、声帯が振動することで音となり、歯や舌、唇の形によって音が変化し、それが声となりますが、これらの歯、舌、唇などの形態に異常があると、発音に影響があります（まれな例ですが、乳歯が全くなくても、もちろん言葉もでますし、表情も成長します）。

　咀嚼とは、口に入れた食べ物を歯で細かく噛み砕き、それを唾液と混ぜ合わせて飲み込むことのできる状態にする、という一連の動作のことです。咀嚼に関わる筋肉は、咀嚼筋群（咬筋、側頭筋、内側翼突筋、外側翼突筋）です。これらの筋の作用により咀嚼という動作が成り立ちます。

　口に入れた食べ物をよく咀嚼することで、食べ物はより細かく粉砕されます。噛めば噛むほど、口腔内に分泌される唾液の量は増加していきます。唾液の中には消化酵素があり、これが多く分泌されることで消化が促進されます。しっかり咀嚼するということは、食べ物をより細かくすること・唾液の分泌量が増加することに繋がり、それが消化を助けるわけです。

　また、しっかりと咀嚼できると、歯根に刺激を与えることに繋がり、その刺激は歯を支えている歯槽骨の細胞を活性化させます。歯

槽骨細胞が活性化すれば、それに支えられている歯もより十分に機能できます。

　またさらに、唾液は消化を助ける酵素の他にも、抗菌作用を持つ酵素や、再石灰化促進作用を持つ酵素などを含みます。抗菌作用を持つ酵素は、口腔内にある有害な細菌を抑制します。その上、再石灰化促進作用を持つ酵素は、細菌によって溶けてしまった歯を修復してくれます。

　咀嚼はまた、視床下部にある満腹中枢（人に満腹感を感じさせる中枢）を刺激し、必要以上に食べてしまうことを防止します。また、咀嚼とは運動の一種なので、よく噛むことでエネルギーを消費します。さらに、噛むことで、顔にある表情筋（頬筋や口輪筋など）や咀嚼筋（咬筋や側頭筋など）が充分に機能し、豊かな表情がうまれ、咀嚼機能も向上します。

　そのほか、口腔には粘膜免疫システムがあり、これは全身の免疫機構とは異なり、粘膜固有の免疫担当細胞があって病原体を防御していることがわかっています。このシステムが良好に機能するためには、口腔が健全であること、清潔が保たれていることが必要です。実際、お口の清掃状態の良い人は、よごれた口腔状態の人に比べて、インフルエンザの感染リスクが低いことが報告されています。口腔内に細菌が多いと、毒素を出して粘膜に悪影響を与え、その結果ウイルス感染が進行すると考えられています。特に内毒素は粘膜に炎症を起こして、細胞同士の結びつきを弱め、ウイルスが浸入しやすい状態を作るのです。

Chap.1 健全な口腔　　23

このように、日ごろからの口腔衛生習慣は、健康にとってとても大切です。丁寧にハブラシやフロスを使い歯垢を除くとともに、定期的に歯科医院で大掃除を受けたり、助言を受けることが有効であることがわかっています。

＊　　　　＊　　　　＊

4. 小児の歯周病について

　歯周病といえば中高年の疾患と思われがちですが、歯肉炎や口内炎は、幼児期からよく見られ、低年齢であるほど食事もできないほどの症状をきたすことが知られています。軽度の歯肉炎は、小児の口腔内が不潔になりやすいため、60 ～ 80％が持っていると言われます。これを放置すると、成人した段階で中等度以上の歯周炎を発症することも知られているので、成人の歯周病予防のためにも、小児期から口腔内の清掃法を身につけておくことは重要です。そのために歯科医療者に指導や、予防処置を継続的に受ける意義があります。

　特に乳児から学童前期までは、小児自身が口腔を清掃するのは困難であるため、何年にもわたり保護者によるケアや仕上げ磨きが必要になるわけです。実際、子どもが自身の歯を磨く手技を身につけるには、年数回にわたり小児歯科で指導を受けた場合でも、十分清潔になる程度の能力に達するまで平均約5年を要したとの報告があります。したがって、保護者の励ましや支援とともに、歯科医療者

の指導を長期間、継続的に受け続けることは重要だと言えます。

一方、口腔内を清潔に保つためには、食生活のあり方が大きく関わります。う蝕や歯周病の原因になる細菌が、ショ糖などの糖を栄養とするからです。歯科疾患の原因になる歯垢は、口腔内細菌と砂糖などの糖類によってつくられる**バイオフィルム**（頑丈な細菌塊の砦）です。

まずは、離乳時から薄味に慣れさせて、甘みの濃い食物や、ジュースなど甘い飲料の摂取を控えておくことが勧められる所以です。乳酸飲料や炭酸飲料、最近ではスポーツドリンクやコーヒー飲料など、次々に世に出る甘い飲料が歯科疾患の撲滅を困難にしている面があります。最新のカフェでは、クリーム入りのものが、炭酸飲料の３倍の砂糖を含むものがあります。砂糖量の多い飲料については適切な警告を表示するなどのシステムを構築することや、自身の食物を、健康的に選ぶ能力の教育も欠かせないと思われます。

さらに、朝食をとることから始まる「規則的な食生活」を通じて、生活のリズムを身につけさるようにするとともに、間食などの甘味食品の摂取は、日に２回以下に抑えておくなどの工夫により、う蝕や歯周病のリスクを下げることがわかっています。

5．歯並び・う歯と外傷

(1) 歯並びと外傷の疫学情報

歯の外傷の発生状態について日本では十分な疫学調査がありませんが、海外における調査では、５歳児の乳歯外傷罹患率は 22 〜

Chap.1 健全な口腔　25

40％、12歳児における永久歯外傷罹患率は9～26％と報告されています。

　子どもの歯のケガが転倒時に多く発生していることを考えると、口が開いていると、歯をぶつけやすいことが、想像できるかと思います。

　口が開きぎみの子とは、出っ歯ちゃんの子をイメージできるかと思います。

　実際、上の歯が出っ歯である（上顎前突）と、外傷受傷率が2倍になると報告されています。下の前歯が出ている（下顎前突）と、下の前歯がケガを受けやすいのです。したがって、ケガの治療が一段落したら上顎前突などの歯並びの問題（不正咬合）を治療するようお薦めすることがよくあります。

　さらに、上も下も歯が出ている子（上下顎前突の子）も歯や唇にけがを受けやすくなります。

　そのほか、お口をぽかんとひらいているような口呼吸の人も、これらの不正咬合を持っていることが多いため、歯や口のケガを受けやすいのです。

　このように不正咬合をもった方がケガをされた場合は、矯正治療

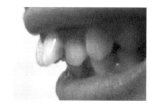

◎図1-6：出っ歯ちゃん

をお勧めしていますが、治療過程で歯に様々な装置がつけられることが多く、もし体を衝突させる危険性のあるスポーツ種目の選手である場合など、長期間にわたって外力による傷害を防御する必要が出ます。このような方には、マウスガードを矯正医に併用させてくれるよう相談、依頼を行います。なお、外傷を受けた歯そのものを矯正治療するには、受傷1年間は経過を見てから、異常がない場合にお薦めできることをつたえています。歯並びに異常が認められたお子さんは、矯正治療を受けていただくと、将来はケガを経験しないで済む可能性があるわけです。

（2）う蝕と外傷

　う蝕については、それだけでも歯が溶けてなくなっているので、外力を受けた時に、健全な歯に比べておれやすくなります。

　また、過去にう蝕の治療を受けた歯では、治療された材料が飛び散ったり、歯根への外力が影響を与える危険性があります。

　う蝕の数が多いときは、う蝕が歯を壊したのか、外力が加わって歯が壊れたのかは判別できません。したがって、う蝕は予防するか初期のうちに治療を受けておく方が、外力を受けてもケガにつながらないことになります。

う蝕になる因子：う蝕の原因は砂糖と、う蝕原因細菌だと思われがちですが、それだけでは、う蝕の発生を説明することはできません。なぜなら、う蝕予防に歯みがきが大切とよく言われますが、ほとんど歯みがきをしないのにう蝕が1本もない人がいます。反対に、一生懸命毎日歯みがきをしているのにう蝕ができてしまう人がいるからで

す。う蝕になりやすい人と、なりにくい人の差は、カイスの輪で説明されます。う蝕の原因には、カイスが提唱した三因子に時間の要素を加えた四つの因子が関係している、という説明がされています。

★カイスの輪
◎表1-2：むし歯の発生と4つの要因と予防法

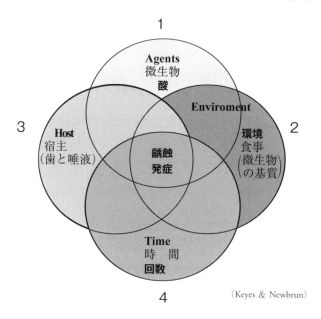

(Keyes & Newbrun)

　第1の因子は、う蝕原因菌（ミュータンス菌等）が口の中に多数存在、歯垢(プラーク)が多いこと、酸性が強い場合などはう蝕を作りやすくなる。
　第2の因子は、砂糖など糖質の摂取量が多い。野菜等の"天然歯ブラシになる食物繊維"の摂取が少ない。水分摂取量が少ないときは摂取する水分に糖分が多い場合。これらは、う蝕を作りやすい環境です。
　第3の因子は、歯質の異常や口呼吸、唾液の量が少なく、緩衝能力

が低い場合、十分咀嚼しない場合など、自分自身の歯や口の因子です。

　第4の因子は、糖質や酸、歯垢にさらされている作用時間の長さ、食事や間食、甘味摂取の回数の多さ、清掃のタイミングが甘味摂取から長時間後である等です。

　これらの四因子を改善すると、う蝕を防ぐことができます。

●う蝕ができる過程と、予防法

　う蝕になる第1段階は、歯垢中にいるミュータンス菌が酸を作り、pH5.4（臨界pH）以下になって歯を脱灰する（エナメル質表面の成分が溶け出すこと）ことです。この時、歯の表面は白く濁ったように見える程度です。しかし、この段階で、歯ブラシで歯の表面に付着している歯垢を除去すると、唾液中に存在する重炭酸イオン（HCO_3）の働きによって酸は中和され、歯から溶け出したカルシウムイオン（Ca^{2+}）とリン酸イオン（PO^{4+}）が、再び歯の中に取り込まれ、再結晶化を起こします。これを再石灰化といいます。

　さらに、フッ素製剤を作用させると、歯の構成成分であるハイドロキシアパタイトが酸に強いフルオロアパタイトに置換されることで、むし歯ができにくくなります。

　また歯が少し脱灰したあとでも、フッ素があることで再石灰化が促進されることが注目されていて、むし歯を防ぐことができます。フッ素製剤は歯磨きペーストに添加されているだけでなく、歯科医院ではフッ素製剤を歯に直接塗布する方法でフッ素を活用しています。短時間の塗付ですが、年数回受けるだけでむし歯が阻止できる点がメリットです。ただし、甘い食品を摂りすぎないことやブラッシングも大切であることに変わりはありません。

Chap.1 健全な口腔　　**29**

一方、歯の表面が歯垢で汚れたままだと再石灰化が阻害されます。歯垢が堆積して歯を脱灰するまでには約8時間かかります。また、24時間後には目に見える程度にまで成長してゆきます。この歯垢を取り除き、すみずみまで歯の表面をつるつるの状態にすることが、プラークコントロールです。

　プラークコントロールをしっかり行えばむし歯にはなりません。一生懸命毎日歯みがきをしているのにむし歯ができてしまう人は、磨き方に問題があるか、歯並びが悪くて上手く磨けないためだと思われます。

　歯科医院で各自に合った磨き方をおしえてもらったり、磨けないところを定期的に清掃してもらうのが有効です。とくに古くなった歯垢には、カルシウムが沈着して歯石になってしまいます。歯石になってしまうと、もう歯ブラシでは取り除けません。歯石の表面はざらざらしているため、さらに歯垢が付きやすくなってしまいます。したがって、歯石を除去してもらうことも大切です。

　また、歯垢がつきやすい所を認識し、能率よく除去できるように自分に適した磨き方を教えてもらうことができます。歯科医院で歯科衛生士さんにブラッシング指導を受けることをお勧めします。そのほかに、歯垢が付きにくいようにフッ素含有の研磨剤で歯の表面をピカピカに磨いてもらうことで、さらに予防効果が増します。これを、PMTC（Professional　Mechanical　Tooth　Cleaning；プロによる機械的歯面清掃）と言います。

シーラント（小窩裂溝填塞法）： 歯の中で最もう蝕になりやすい第一大臼歯。6歳頃に生えてくることから“6歳臼歯”ともよばれます。この第一大臼歯がむし歯になりやすい理由は、かみ合わせのしわが深く歯垢がたまりやすく、口の最も奥まった部位に生えてみがきにくいことが関わります。萌える途中ですでにむし歯になることすらあります。そこで、第一大臼歯の噛む面（咬合面）にある多数の溝を、レジンやフッ素入りのセメントであらかじめ埋めてしまう、シーラントという予防法が行われており、高い予防効果が実証されています。

　第一大臼歯は、永久歯の噛み合わせやその後の歯並びの良し悪しを左右し、咬合力が最も強い歯であることから、「咬合の鍵」とも言われる重要な歯ですので、守る甲斐があるというものです。さらに、成人の咀嚼を支える大切な縁の下の力持ちで第二大臼歯（13歳臼歯）の溝の予防にも応用されています。大臼歯が生えたらすぐ守っていきましょう。

6. 口呼吸と夜の歯ぎしり

（1）口呼吸の問題点

　呼吸は本来鼻でおこなわれ、鼻腔で吸気がフィルターにかけられて浄化され、鼻腔で加湿されます。一方、口で呼吸した場合は、吸気中の細菌が取込まれるなどの危険性が指摘されています。また、口腔や口唇が乾燥し、歯や歯周組織には不利な条件をつくります。

Chap.1 健全な口腔　　**31**

その上、唇が開いたままの状態は、歯の位置を外向きにする条件となり、歯並びを悪くします。したがって、鼻炎や鼻の病気があるときは、これを速やかに治すことが口のためにも有益です。ただし、鼻腔に異常がなくても、習慣的に口呼吸する癖がついてしまっている人も少なくないようです。ですから、口呼吸に気がついたら、先に耳鼻科に検査をしてもらって、もし異常があればこれを治療することから始めましょう。幸い異常がなかった人は、口を閉じて鼻で呼吸してみましょう。ただし、口が閉じにくい歯並びである場合は、口呼吸が常態化してしまいがちですから、まず歯並びの異常を直す必要があります。長期的にわたる健康のことを考えると、口呼吸をやめて鼻呼吸にするメリットは大きいので、小児期に対応しておくことを薦めます。

Column.1

おしゃぶりと口呼吸
おしゃぶりに関する最近の考え方

◎幼児におしゃぶりを与える利点

・幼児の精神的安定が得られ、簡単に泣き止む、また静かになり、入眠しやすくなる。

・保護者の子育てストレスが減る

鼻呼吸や舌や顎の発達を促進するかについては、十分な検証がおこなわれていません。

◎おしゃぶりを与えることに伴う問題点

・習慣性があり、長期間の使用は歯並びを悪くする

・子どもがなぜ泣いているのか、考えないで与え、言葉かけや
　ふれあいが減る。

・発語の機会が減る

・乳児では、おしゃぶりが口にはいっていると、他の物をしゃ
　ぶることができずに、形や性状、味を学習する目と手の協調
　運動の学習機会を減らすことになる。

　もし歯並びの異常が生じても、**2歳頃までにおしゃぶりをやめ
れば、自然な回復が期待できます。**つまり、開咬や乳臼歯交叉
咬合などの噛み合わせの異常が確定してしまうのは、2歳半以後
まで使用した場合と考えられます。したがって、もしおしゃぶりを
利用する場合は、以下の点に注意するとよいでしょう。

①発語や言葉を覚える1歳過ぎには、おしゃぶりホルダーを
　外して、常時使用は行わないようにする。

②2歳半までには使用をやめる。

③おしゃぶりを使用している間も、声掛けや一緒に遊ぶなど
　の子どもとのふれあいを大切にして、子どもがしてほしいこ
　とや、子どものしたいことを満足させるようにこころがける。

④4歳以後もおしゃぶりが取れない場合は、情緒面について小
　児科医に相談すること。

参照資料
小児科と小児歯科の保健検討委員会：おしゃぶりについての考え方
http://www.jspd.or.jp/contents/main/proposal/index03_04.html#pro04

Chap.1 健全な口腔　　**33**

(2) 夜間の歯ぎしり

　歯ぎしりは、歯をすり減らすイメージがあるでしょうが、歯に破壊的力をかけることになるため、長期間かけて、歯に亀裂などを生じさせます。また歯根の破折があった歯では、歯根破折が良好に治ったようにみえた場合においても、再度破折が起きることが知られています。歯ぎしりなどの寝ている時間に歯にかかる力は自分自身では抑制できません。しかし歯ぎしりの力は、ケガの後、なおした人工的な部分も破壊する危険性があります。特に、ケガを受けたことのある患者さんの歯には亀裂があったり、人工的に修復治療がされている部分があり、受傷歯の歯周組織、特に歯槽骨は、外力を受けてすでに失われている人が少なくないので、ナイトガード（歯ぎしりから歯と顎を守るためのマウスピース）などで、夜間の歯ぎしりによる外力は特定の歯に集中させることなく、できるだけ排除することが望ましいと考えられます。

7. 小児の歯科治療を受けるにあたって

(1) 診療をうけるまえに

　小児の歯科治療に際しては、事前に風邪をひいていないか、熱がないか、おなかをこわしていないかなど体調を確認し、異常がなければトイレを済ませておくように勧めます。

　歯科治療中、嘔吐物が気道に入ると窒息のおそれがあり大変危険なので、通常の治療予約を取るときは治療前2〜3時間は食事をと

らないで来院するよう（水分摂取も控えるよう）指示をだします。小児歯科では積極的に話しかけを行い、温かく親しみを感じさせるためのコミュニケーションを心がけています。

（2）低年齢の幼児の治療

　歯科治療の現場では、幼少であるほど子どもは泣いたり騒いだりで大騒ぎすることがあります。治療に対して理解を求めることはできませんので、低年齢の幼児の歯科治療は困難を伴いやすいのです。

　治療に際して歯科医療者は、道具を見せて説明や練習を十分行うように努めますが、とくに３歳以下の幼児では、他人との会話も十分に成り立たないこともあって、本人に理解を求めることができません。しかし、急いで対応すべき疾患や損傷は放置できないため、お子さんの了解が得られない場合は、患者の保護者に理解と同意を得るよう説明を行って、同意が得られた場合に治療を行っていきます。

　小児の体動は歯科治療において大変危険ですので、保護者に寄り添ってもらい、幼いお子さんにとってできるだけ不快な刺激とならないよう細心の注意を払いつつ処置を終わるように、対応しています。

　処置以前から大きな体動があるような場合はタオルやネット（レストレーナー等）で体動を抑えて、極力短時間で治療を行うこともあります。

　また、体動が激しい場合や、処置すべき歯数が多い場合、手術を要する場合などは、全身麻酔下での治療や、静脈内鎮静法を応用しての治療などを行います。

　このような患者さんの治療に際しては、患者さんの身体にも負荷がかかるため、全身状態や心肺機能についての十分な問診が必要になります。

Chap.1 健全な口腔　**35**

患者さんに危険性があることが予想される場合は、治療の進め方を再検討する必要もでてきます。いずれの治療体制においても、予期できない危険が生じることがないよう、十分な注意が必要なのはいうまでもありません。通常お子さんの年齢が3歳6か月を超えるころからは、治療を理解したり、協力したりすることができます。

ラバーダム防湿：ラバーダム防湿（歯の周りにかけるゴムのシートのこと）は、小児の診療ではより高い頻度で利用されています。ラバーダム防湿を用いると、治療中に舌や口唇を動かす小児でも治療機器でけがをすることを防げます。また、水や薬品、小器具がのどに入るのを防ぐこともできます。小児では唾液の分泌が多く、治療中の歯を唾液から隔離することができるラバーダム防湿は、治療の質を高めることが明らかにされています。しかし、小児に適用する場合は、口での呼吸も可能にするよう工夫するとともに、嘔吐物や

◎図1-7：子どものラバーダムの図

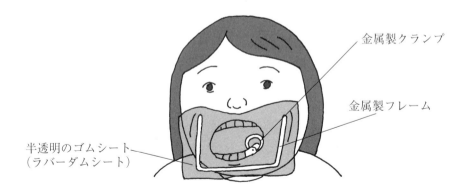

水分などがのどにないことを常に監視するとともに、声の掛けつづけや*バイタルサインを確認しつづける必要があります。

（3）病気療養中の子どもの口

　お子さんの中には、心疾患や免疫不全状態を持っていたり、移植医療を受けている方など、感染に弱い患者さんがいます。**口腔内の細菌**は大変種類が多く、**大腸に匹敵**することが知られています。この細菌は息を吐いたり唾をのんだり咀嚼するだけでも、血中に入る危険性があることがわかっています。特に易感染性（免疫機能の低下などによって抵抗力が弱まり、細菌やウイルスなどによる感染症に罹りやすくなっている性質）や出血傾向の状態にあるお子さん、細菌性心膜炎のリスクを持つお子さんにとって、口腔内を清潔に保つことが肝要となります。

　しかも成人と異なり、幼児の口腔清掃は成人よりも困難なので、甘い飲料や菓子の摂取回数を減らすなど、食生活習慣を含めたアドバイスを受け、徹底した口腔の管理を歯科で受けることをおすすめします。

　手術を受ける場合は、全身麻酔時の挿管等の際に歯が揺れたり、折れたりすることがあります。挿管にそなえた歯の防護・マウスピースの作成もおすすめです。

（4）周術期の子どもの口

　病気の治療のうちでも、手術、骨髄移植、放射線治療、化学療法

　＊バイタルサイン：生命兆候と云う意味の医学・医療用語。「体温」「脈拍」「呼吸」「血圧」「意識」という５つの生命サインのこと。

Chap.1 健全な口腔　　37

などを受ける方の術前から術後までの期間を、周術期といいます
が、この周術期には痛みの強い口腔粘膜炎などのトラブルが出て、
これがつらいために本来の治療を停止せざるを得ない場合すらあり
ます。したがって、治療前に歯科を受診して、治療や口腔ケア指導
を受けておくことにより、これらのトラブルは予防できます。

　小児科の主治医に依頼書をもらってから歯科受診すると、効果的
な予防が健康保険でうけられます。

(5) 周術期に起きやすい口腔関連の異常に伴うトラブル

① 感染症にかかりやすくなる（カンジダ症、口内炎）

② 痛みのため食事がとりにくくなる（口腔粘膜炎、う歯、歯肉炎）

③ 食事が楽しめなくなる（味覚異常、口腔乾燥）

④ 栄養状態の悪化と体力低下をきたす

⑤ 治療の継続が難しくなる

⑥ QOL が低下する

＊ QOL（Quality of life）：生活の質。その人らしく幸福で満足度の高い生
　き方ができているかどうかを尺度としてとらえる概念。

Moippo. 2

歯医者さんって怖くない？
関矢多希

　一般的に歯医者というと、「怖い」「痛い」イメージを持ってしまいがちかと思います。ましてや子どもたちの初めての歯科医院経験ならなおさら、保護者も心配されることでしょう。ですから、小児歯科では安心しておいでいただけるよう、様々に工夫してきました。

　知らないことは不安をまねくものです。ですから、「これからね、こんなことをするんだよ」と話して（Tell）、見せて（Show）、行う（Do）という手順を、3歳以上のお子さんには良く行います。これを "**Tell Show Do 法**" と言います。お人形や歯の模型、歯医者の道具のおもちゃを使ったりして、まるでごっこ遊びのように段階的に体験してもらいます。わかりやすい言葉で、器具を見せて、なんだそんなものかと納得してもらい、疑似体験を経てなるほどと思ってくれた頃に、実際に治療にはいってみましょう、となります。

　現場では、お子さん自身に風の出せる道具で風船を膨らましてもらったり、おもちゃの魚を吸引して水中から釣り上げてみたりして、歓声があがることもあります。なにより楽しくて、かつ自分自身が主体になって使う未知の機器は新しいおもちゃであるかのようです。ただしもっと小さいお子さんには、音も光も嫌われものです。したがって、刺激を減らして、興奮しないうちに、いかに必要な治療をすませてしまうか、が大切になるわけです。

　お子さんが治療を受けるに当たっては、良いイメージ作りも大切です。

何よりも保護者の方が抱いているイメージは、子どもに影響します。また医療者のわたしたちが、どういうふうに声を掛けるかが、お子さんに大きく影響することもわかっています。たとえば幾つになっても人間は「注射」なんて言葉は聞きたくないはずです。わたしたちは、「針」「けずる」など、痛みを連想させる言葉は一切使いません。「注射」については「歯を眠らせるお薬」、「けずる」は「おそうじするよ」などと言いかえて伝えます。現在は良質な医薬品のおかげで、麻酔は本当に痛みを感じないで、"いつ麻酔の注射をしたのかわからない"くらいの経験が可能な時代になっています。

　保護者の皆様へお願いしていることは、たとえば上記のように、「痛くないよ」や「麻酔」「注射」などの言葉は、子どもたちに痛みや恐怖を連想させてしまいますので、「痛くないよ」と言ってしまいそうになるのをぐっと押さえて、「ちゃんとできるね」「平気だね」、治療後には「上手だね」「えらいなあ」と褒めてあげてください。お母さんやお父さんに褒められることで、歯を治してもらえた自分を誇りに思ったり、自信を獲得してくれるので、それ以後の診療も円滑に進みます。

　このように小児歯科では、快適な治療をおこなう技術の向上に加えて、安心感をもってもらうための様々な工夫が積み重ねられてきました。将来、歯科嫌いになってしまわないためにも、子どもの治療に伴うストレスは最小限にしたいと、小児歯科医は常に考えています。

私たちの小児歯科外来では、子どもの脳の活動（脳波）や自律神経活動から歯科治療中の感情変化を見える化することで、外から見ているだけではわからない程度の、患者さんの恐怖感やストレスを早期発見して、不愉快な思いをさせることなく、治療を快適に進めることを目指しているわけです。

　特にストレスのバランスの指標として注目されている自律神経は、交感神経と副交感神経とから成っており、ストレスがあると交感神経の活動が上昇し、リラックス状態は副交感神経の活動として観察できるのです。私たちは、これらの生体反応を指標として、患者さんに我慢してもらう必要のない、受けてよかったとほっとできるような快適な治療をやり遂げることが私たちの次のステップなのです。

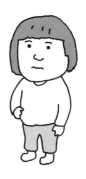

Chap.2
歯と口のけがⅠ
歯の外傷の状況と応急処置、 診療と治療の大まかな流れ
(パターン)

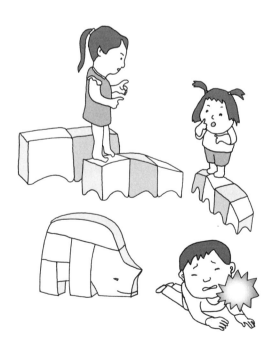

1．外傷の状況

はじめに

　口と歯の外傷は、からだのほかの部位とくらべて、もっとも発生頻度が高く、歯の外傷は、3人に1人の子どもが経験するともいわれ、前歯を喪失する原因の第1位です。

　歯をぶつけると、歯が折れたり、ぐらぐらになったり、ひどいときは抜け落ちてしまいます。特に、2歳以下では発生頻度が高く、生えたばかりの歯を損なってしまうため、保護者にとっては大きな精神的ショックを引き起こします。

乳歯が受傷：乳歯が受傷すると、あとではえてくる永久歯に悪影響があるのではないかと保護者は心配します。じっさい、その影響は永久歯に及ぶ危険性があります。

生えたての若い永久歯が受傷：このような歯はまだ未完成で発育途上にあるため、その後の歯の成長発育に外傷の影響が出ることがあります。まれには、噛み合わせに影響することもあります。

　外傷の影響は、子どもの口腔にさまざまにあらわれます。

外傷したら、まず：保護者は、子どもの歯の外傷について、ふだんからよく知っておくことが大切です。後に詳しく説明しますが、たとえば、乳歯や永久歯の歯が折れてしまったら、もう元には戻らないと思っている保護者の方がほとんどではないでしょうか。どのように対応したら、元通りに近くなおせるのでしょう。残念ながら完全に元通りにとはなりませんが、かなりの回復が可能です。これらに関する情報を持ってい

44

れば、ケガを受けてもあわてないですみますね。

　ほんとうはケガをする以前に、「予防」ができればこれ以上のことはありません。そのために「予防」の知識についても紹介します。

(1) 受傷の年齢と頻度

　子どもが歯に外傷をうけることが多いのは、乳歯では 1～3歳、永久歯では7～9歳です。乳歯では、男児の受傷頻度が女児よりも高い傾向があり、男子の受傷頻度は女子の2～3倍です。

◎表2-1　歯の外傷の受傷時年齢表と受傷原因

●受傷時年齢表

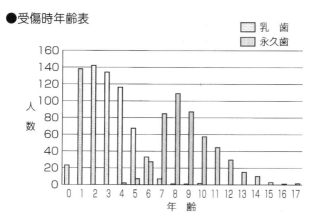

●受傷原因

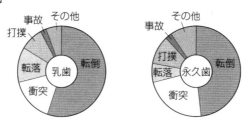

（日本小児歯科学会、1996年）

（2）どの部位に外傷がおきますか？（好発部位）

　外傷を受けると、歯周組織や歯の硬組織、歯髄など多様な組織が、同時に損傷されるのが特徴です（右図）。歯に外力が伝わると、これらの組織すべてに何らかの力が伝わって、折れたり（図 2-1 の点線部分）切れたり、つぶれたり、出血したり、圧迫されて血が通わなくなったり等、各組織に多様な損傷がおきることになります。

　外傷を受ける頻度は、上顎の前歯（乳中切歯と中切歯）において最も高く、受傷した歯の 70％以上が上顎の前歯です。ついでほかの切歯、あとは犬歯や臼歯が受傷することもあります。特に下顎やオトガイ（ヒトの下あごまたは下あごの先端）を打撲した場合には、臼歯など多様な歯と顎骨が受傷していますので、注意が必要です。

　図 2-1 では、小児の永久歯において一般的に見られる、歯が折れた時に認められる歯と歯周組織と歯髄の損傷を示しています。これらの多様な損傷は、受傷当初に検出できるものばかりではありません。受傷後、2 週間以上を経てからはじめて診断が可能な歯根の破折などもあります。また、亀裂や軽度の脱臼は、ほとんどすべての外傷歯に起きている危険性があるのですが、とかく軽視されがちです。

　そして各組織がうけたダメージは、治療後の治癒過程においても相互に影響を与えながら、外傷を受けた歯独特の術後経過を形成していると推察されます。

（3）受傷の原因

　受傷の原因は、日本では転倒が最も多く、ついで衝突・転落です（表2-1）。2 歳以下は転落、3 歳からは衝突の割合が高く、年齢が上がる

◎図 2-1：子どもの永久歯・受傷後に起きていること

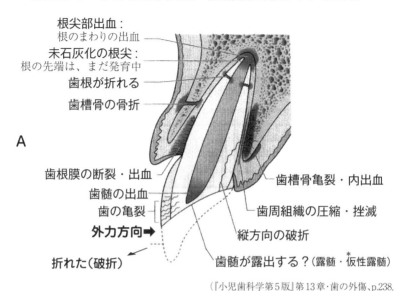

A

根尖部出血：根のまわりの出血
未石灰化の根尖：根の先端は、まだ発育中
歯根が折れる
歯槽骨の骨折

歯根膜の断裂・出血
歯髄の出血
歯の亀裂
外力方向➡
折れた（破折）

歯槽骨亀裂・内出血
歯周組織の圧縮・挫滅
縦方向の破折
歯髄が露出する？（露髄・*仮性露髄）

（『小児歯科学第5版』第13章・歯の外傷、p.238、図13-3、2017年、医歯薬出版株式会社より）

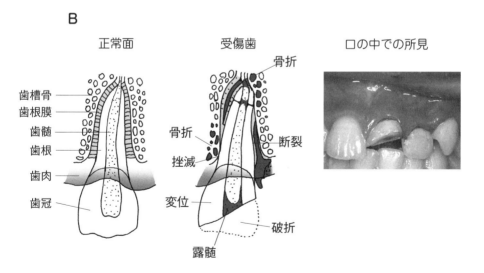

B

正常面 / 受傷歯 / 口の中での所見

歯槽骨
歯根膜
歯髄
歯根
歯肉
歯冠

骨折
骨折
挫滅
変位
破折
断裂
露髄

---

*仮性露髄：露髄（歯髄の露出）する寸前であることを指し、歯髄を薄い歯質が被っている状態。

Chap.2　歯と口のけがⅠ　47

ほどスポーツに伴う外傷が加わります。脳の腫瘍、特に小脳腫瘍など
によっては、運動制御が不十分で、ケガをしやすいという状態に陥
ることがあります。

（4）受傷のパターン

　乳歯は**破折**（折れること）が20％程度と少ないですが、永久歯
では歯冠や歯根を破折した歯が約50％で、特に8歳以後に破折の
比率が高くなります。

　歯がぐらつく脱臼という損傷は、幼少児ほど起こしやすい外傷です。
歯の破折は見つけやすいのですが、ほとんどの場合は脱臼も合併して
いるものです。また、**唇や歯肉など軟組織**（やわらかい部分）**のケガ**は、
受傷者の約半数にみられ、**口唇のケガ**が最も多いのです。

　歯並びが悪いと、歯をケガしやすく飛び出た歯や、口が閉じにくい歯は
突出していますので（p.26 図）、外傷が起きやすいことがわかっています。

　その他、**小児虐待に伴う口腔外傷**の報告が欧米では以前から多
かったのですが、現在はわが国でも警戒されているのが現状です。

（5）受傷当初の注意点

　歯や口をケガしたかもしれない……どんな様子なら放置しないで受診し
ておいた方がよいでしょうか？

・顔をぶつけていたら口も見て、指やハブラシでさわってみましょう。血が
　出ている場合は、どこかが切れています。歯も共に外力を受けている
　危険性があります。

・一次的にでも口が痛いと泣いたり、食物を食べにくそうにした場合、

◎図2-2 歯の外傷の分類

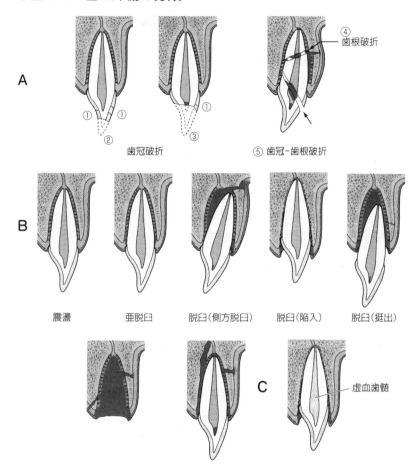

A．歯の損傷・歯冠破折：①不完全破折（亀裂）、②露髄を伴わない歯冠破折、③露髄を伴う歯冠破折、④歯根破折、⑤歯冠 - 歯根破折
B．歯周組織の損傷：震盪、亜脱臼、脱臼、脱落、歯の外傷に伴う歯槽骨骨折（歯根破折、歯冠 - 歯根破折、脱臼、脱落には普通併発する）
C．歯髄の損傷

（『小児歯科学　第5版』第13章・歯の外傷、p.241、図13-5、2017年、医歯薬出版株式会社より）

歯科受診をお勧めします。

・食欲が落ちたとき。歯が折れたり、ひびがはいったり、揺れたり、目で見て分かる変化があるとき。

　これらの所見は、外傷の実態のうち、氷山の一角にすぎません。見逃してあとで後悔しないように、受診しておきましょう。とても軽度で問題を生じないことが明らかになった場合は、安心できるというメリットもあります。

（6）歯科受診の前に、私たちができること

・意識の確認、目のまわり・耳介のうしろの内出血などや、頭部外傷などの徴候がないかをチェックし、症状がでていたら、脳外科を受診する。

・患児のかかりつけ歯科医師や学校歯科医など、受診予定の歯科医院に連絡を入れましょう。

・出血部位があったら、軽く洗って、止血をはかるためにガーゼ等をあてるようにして軽く圧迫しましょう。

・血液はできるだけ飲まずに吐き出しておきましょう（飲むと嘔吐を招くことがあるため）。

・受診時に写真を撮っておくと本来の損傷状態を伝える一助となる。

・歯が欠けたように見えるときや、歯肉から出血がある場合、歯に触ると痛いとき、早急に受診するのがよいでしょう。

・口の内外に長い物が深く刺さったものは**抜かないで**受診することがおすすめです（箸・ハブラシ等）。もし抜いてしまったなら、抜いたものは必ず病院に持参してください。

★抜け落ちた歯は必ず拾う★

・抜け落ちた歯（脱落歯）は必ず拾い、1時間以内に歯科医院に行ける場合は、ラップやビニールで包んで乾燥を防ぎましょう。1時間以上を要する場合は、少量の牛乳に歯をひたして冷蔵しましょう。

・"脱落歯の保存液"や*HBSS を常備している、学校や保育園も増えてきました。また救急車にも搭載されています。避けたいのは、ティッシュでくるんだり、水道水で洗うことです。

　歯冠の一部分のカケラの場合は、乾燥しにくいようにビニール袋に水道水でよいですので水を入れ、歯のカケラを入れてお持ちください。

・唇の傷は急速に腫れるため、氷、冷たい水をつけたタオルを薄いビニール袋に入れて冷湿布すると腫れ上がりを阻止できます（保冷剤は低温すぎます。冷えピタシート等は冷えません）。

・歯科医院を受診する場合は、受傷状況を知っている成人が付き添うことが望ましいでしょう。

　口腔の外傷は、早期の対応によって、術後経過を良好に導く条件が増えるので、早い歯科受診をおすすめします。本来の口腔機能を回復する時期を早める意味で、とても重要です。ただし、身体の他の部位に、より重度な外傷がある小児では、歯科治療は応急対応にとどめることになります。たとえば、誤飲誤嚥の危険性のある異物や、落ちそうな歯が口腔内にあればこれを取除き、血液は、飲むと嘔吐の原因になるため、出血があれば吐き出しておくようにすすめましょう。

＊HBSS（Hanks' Balanced Salt Solution）：細胞培養液のひとつ

Chap.2 歯と口のけがⅠ　**51**

◎表 2-2　歯の外傷に対する応急対応法と
ホームケアのポイント

患者氏名：　　　　　　　　　　様　　　　担当医：

月　日(日時)	/	/	/	/	/	/	/
経過	当日	2日目	3日目	4日目	5日目	6日目	7日目
達成目標	口腔状況、今後の処置について理解し、同意している。	普段と同様に食事が摂れる。	発熱がなくなる。				口腔のセルフケアができている。
治療	必要に応じて止血や縫合します。 歯を元の位置にもどし、ゆれる場合は固定します。 折れた部分を被い、歯髄を保護・治療します。		縫合した糸をとります。				
処置・検査	口腔内全体を診査し、受傷部位のX線写真撮影を行います。 口腔状態に応じた処置を行います。 腫脹部(唇、顔面など)は氷水などで冷シップをします。	処置後の受傷部位の確認を行います。 歯の変色が現れることがありますが、後に消退することがあります。					
薬剤	抗生物質や鎮痛剤が処方されます。 処方を受けたお薬は指示通り飲んでください。 飲んでおなかをこわしたり、じんましんが出るなどの副作用が出た場合は、お薬をやめて、ご連絡ください。						
口腔ケア (保護者)	食後や、寝る前は、うがい薬(または緑茶)をほぐした綿棒につけて傷を拭いてください。食後や寝る前は、うがい薬をつけた歯ブラシで歯磨きを丁寧にします。 食物が詰まりやすい部分・掃除しにくい部分は、ご相談ください。	食後や寝る前は、うがい薬をつけた歯ブラシで歯磨きを丁寧にします。また、固定部分は、歯肉の中に汚れが入らないように、歯間ブラシやタフト型ブラシ、デンタルフロスなどの補助清掃用具も使用し、丁寧に磨きます。					
活動安静度	激しい運動は控えてください。 体育は見学をおすすめします。 夜は早めに寝ましょう。						
食事	硬いもの、噛みちぎる食物を受傷歯でかむのは避けてください。 お菓子や甘い飲み物は、控えバランス良い食事をとりましょう。 (スポーツドリンク、ジュース、ガム、飴、カレーなどは、避けましょう)。 野菜果物はできるだけ取りましょう。 食べにくいときは、やわらかいごはん・おかゆ・離乳食・麺類・牛乳・ヨーグルト・チーズ・アイスクリーム・卵・バナナなど摂取しましょう。 噛むと痛いときや、食べるとしみるときは、ご連絡ください。						
清潔	シャワー程度にします。	入浴を開始できます。					
その他	午前・午後の熱を測ります。38.5℃以上の場合は、ご連絡ください。						

（口の外傷についてのクリニカルパス・患者用）

／	／	／	／	／	／
14日目	1か月目	2か月目	3か月目		1年
皮膚や粘膜の異常がなくなる。	定期的な歯科受診ができている。	定期的に受診し、合併症の有無のチェックを受けている。			
歯の固定を外します。歯根破折があった場合は、2か月以上固定します。歯髄の炎症や壊死を確認した場合は、歯内療法（歯髄の治療）を行います。		固定を外します。スポーツによる外傷を防ぐためにマウスガードの装着をおすすめします。			最低1年間は、定期管理が必要です。外傷を原因とする異常な所見が多く発見される時期です。歯髄保存療法後は5年間の経過観察がすすめられます。歯根破折がある場合は、3年間の定期管理が必要です。乳歯の外傷は永久歯が生え変わるまで、最低年2回定期検査を受けましょう。
X線写真撮影を行い、歯根破折や歯槽骨吸収の確認を行います。その結果次第で、固定を終了します。	X線写真撮影を行います。歯根吸収が観察され始めます。歯髄の検査が必要になります。	歯髄の異常が出やすい時期です。場合によっては、歯内療法が必要になります。X線写真撮影を行い、骨の治癒の確認や、根尖性歯周炎の有無を確認します。	X線写真を撮影し、歯根の破折部分の治癒の確認や、歯髄の状態を確認します。		
	仕上げ磨きを継続してください。				

東京医科歯科大学附属病院小児歯科外来用

（7）外傷後のホームケア

・清潔第一：口中を治すには、清潔第一です。ハブラシをすることが必要で、保護者が仕上げ磨きをしてあげるのが良いでしょう。それが怖い場合や補助として、指ですこしほぐした綿棒に、規定どおりに薄めたうがい薬を付けて、受傷歯の周りを軽くふき続けることや、シャワー水洗するなど、清潔にしましょう（前頁・クリニカルパス参照）。

　また、雑菌を増やさないためには、甘い菓子類や飲み物は避けましょう。唐辛子などの香辛料は傷にしみることがあります。

・十分な休養と栄養補給が大切：どのような外傷でも共通ですが、離乳食のように軟らかで、体温に近い温度の食物をえらぶと傷に対して刺激が少ないでしょう。スプーンや太いストローなども役立つことがあります。

・唇は閉じる：口腔内の湿潤状態が保てるので、おすすめです。

・破傷風に気をつける：体温測定は午前と午後に行ない、特に感染症には受傷後2週間は気をつけましょう。通常の口腔外傷後は、1日以内に37度台の発熱を見ることがありますが、38.5度以上の発熱は他の原因を疑って、小児科を受診することをおすすめします。

・激しい運動は数日は控えた方が良いでしょう。

・処方されたお薬は、指示通りにのみましょう。

　歯の外傷の診断や分類は「日本外傷歯学会ホームページ」に公開されている「歯の外傷治療ガイドライン」に示されています。ここでは、ガイドラインをよりわかりやすく解説します（表2-2）。

2. 外傷の診断

（1）歯の損傷とその種類（図2-2A 参照）

①**歯冠の破折や亀裂**（歯冠が欠けたり、ひびがはいること）

②**歯根の破折や亀裂**：外見で判断できません。X線写真で観察されますが、受傷直後のように、歯片どうしが密着していたりすると見つけにくく、しだいに歯が揺れはじめたり、歯片がずれてきてから初めて発見されることがあります。歯根が折れると根が短くなった分、歯はより大きく揺れる（動揺する）ので、継続的に診査を行っていると診断できます。

③**歯冠歯根破折**：破折が歯冠および歯根の双方に及ぶもの。破折片は時間とともに、揺れと痛みが強まります。

（2）歯周組織の損傷（図2-2B 参照）

①**脱臼**：歯が異常に揺れたり、ずれたりしたもの。触ったり噛んだりすると痛むもの。

②**陥入**（歯が打撃で打ち込まれ、めりこんだ損傷）：乳歯の場合は、歯根に近接して後継の永久歯があるので、永久歯の形や位置が異常になっていないか、監視を続ける必要があります。

③**脱落**：歯がぬけおちること。ふつうは歯槽骨も損傷を受けています。

④**歯槽骨骨折**：歯の周囲を支える骨（歯槽骨）の骨折

(3)歯髄の損傷（外力を受けた歯髄の中でおきること、図2-2C 参照）

　歯をぶつけた時に、歯の中心部にある歯髄の中ではどのようなことが起きるのか、未だに詳しくはわかっていません。

　動物の歯に外力を加えると、歯髄は内出血が起きることがわかっていて、そのあとは血液や体液が歯髄の中にもれでたり、それが停滞してうっ血や虚血などの循環障害が起きると考えられています。また、歯が折れたりすると、折れた部分から、細菌が侵入して、炎症を起こして次第に歯髄は死んでしまいます（歯髄壊死）。放置するとさらに感染が進み歯根の外側の歯周組織が破壊されます。

3. 外傷歯の治療と経過・管理 の大まかな流れ

（1）歯の損傷の治療（詳細は3章）

①**歯冠の破折や亀裂**：折れた部分を被覆して、感染や崩壊を防ぐために、セメント、接着性レジン、コンポジットレジンなどの材料を用います。できれば元どおりの色形を再現していきます。

②**歯根の破折や亀裂**：もとの位置に歯冠を戻して、歯と歯を接着レジン等で連結して異常歯の揺れを抑止（固定）します。

③**歯冠‐歯根破折**：②と同様に治療してから2週間後に折れた位置を精査して確認し、残せる部分と残せない部分を判断して、矯正治療または外科的治療を追加します。

（2）歯周組織損傷の治療

①**脱臼**：もとの位置に歯冠を戻し（整復）て、固定します。

②**陥入**：乳歯の場合は、自然に元の位置まで戻る歯が多い。ただし、後継の永久歯が危険にさらされた場合は、抜歯するか、元の位置に戻して固定します。

③**脱落**：抜け落ちた歯は、前述のように歯の組織に適した溶液で十分に洗ってから、元の位置に戻して（再植）、固定する。歯が抜け落ちた場合は、前項（51頁）でものべたように、その歯を捨てることなく拾って、ビニールやラップでくるんで乾燥を防いだり、牛乳や"脱落歯の保存液"の中に入れておくと、**歯が再植に適した状態に保てる**ことがわかっています。

④**歯槽骨骨折**：歯を可能なかぎり整復し、固定します。固定期間は6週間以上とします。

⑤**歯髄の損傷**：歯が折れて歯髄が露出した場合は、まず洗浄して被覆し、歯髄に炎症が起きた時は、歯髄のうち病的な部分を切り取って歯髄切断を行います。さらに全歯髄が炎症や壊死を起こしたときは、根管治療を行います。

（3）治療後の経過管理

治療後1週、1か月、3か月、6か月、1年後等に、異常がないかチェックするのが基本です。そして必要に応じて追加検査や治療を行ないます（p.76・77参照）。

（4）永久歯への影響

乳歯ならびに乳歯列の外傷は、後に生えてくる永久歯の形成、位置な

◎図2-3　乳歯外傷の後継永久歯への影響

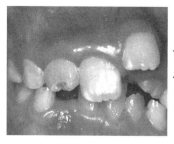
←位置異常
←白斑・黄斑

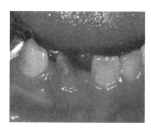
↑形成不全

どに影響を及ぼすことがあります。乳歯が外傷を受けた場合、その後継永久歯のエナメル質を作る組織（エナメル芽細胞と退縮エナメル上皮）は、外傷や感染によって、エナメル質の基質を形成する機能とそれに続く硬くなる（石灰化）の過程が停止してしまうことで、永久歯の表面に白斑や黄斑、または凹み（実質欠損）をもたらすことがあります。乳歯が外傷の影響を受けることによって、後継の永久歯に生じる異常には、以下のようなものがあります。

①歯の表面の白斑や黄斑、形成異常
②歯根の形成異常、形成停止、弯曲や屈曲
③後継永久歯の萌出の遅延、位置異常

　私たちの外来で、外傷を受けた乳歯126歯の後継永久歯について調査をしたところ、55％の後継歯になんらかの影響が観察され、その中では大小の白斑が、最も多くみられました（右頁表）。また、受傷時の年齢が低いほど、永久歯の歯冠に影響が認められる割合が高く、より重症度が高いものでした。特に、歯が欠けたりして形に変形があったのは1〜2歳での受傷児に見られ、黄褐色の斑点は2〜3歳児での受傷児の後継永久歯に多く観察されました。後継永久歯の歯根に形成

異常が生じることは比較的まれですが、年長児の受傷後にも観察されることがあります。したがって、乳歯に外傷を受けた場合は、後継永久歯が生えた後に至るまでは、経過観察を行うことが望ましいのです。

◎表2-3 乳歯外傷の後継永久歯への影響

乳歯の診断名・処置	乳歯外傷例数	後継永久歯に影響が出た例数
陥入を整復固定	14歯中	64%
経過観察	22歯	63%
脱落	15歯	73%
動揺・挺出・傾斜	35歯	54%
歯根破折を整復固定	10歯	20%

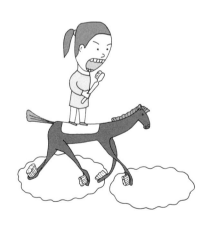

Moippo.3

子どもの歯の形は早くかわいいままに元に戻したい
和田奏絵

　お口の中には乳歯しか見えない幼児においても、乳歯の後つぎの永久歯は、アゴの中で生えるための準備をしています。

　したがって、乳歯がケガをすると、その影響が後継の永久歯に影響して歯に欠陥（形成不全）を作ることについては本編（p.57-59）で述べました。このような永久歯は、一見むし歯ほど目立たなくても、時間がたつほどに、しみる「知覚過敏」や刺激が無くても常に痛みを感じる「歯髄炎」となり、日常生活に支障が生じる危険性があります。

　また、歯に硬いものがぶつかれば歯が折れて欠けてしまいます。歯は体の中で一番硬い部分ですが、さすがに強い力には負けるわけです。前歯が壊れてしまうと、笑い顔すら悲惨な雰囲気となり、舌で触ると痛いし、食事や会話が不便になるだけでなく、人にも心配されたり、からかわれるなど、困りごとが起きてきます。したがって、早く治したいと誰でも思います。

　歯の形成不全や歯が折れた時はすみやかに、問題の部分を精査してから、崩れてしまいそうな弱い部分やひびが入った部分を除去するか覆う治療をします。欠けている部分には歯と同等の硬さと色をもつコンポジットレジンという材料を用いて歯科用接着材で接着して治す、コンポジットレジン修復という治療を行います。子どもの歯は、特に永久歯の場合はまだ未完成なので、成人の歯にくらべる

と歯を削ることが為害性（いがい）を持つことがあるため、できるだけ削ることなく歯を美しくすることを選択します。その理由は、子どもの歯は完成の途上にあるため、歯も薄く、かつ質的にも弱くて、削るなどの刺激が、歯髄に侵襲的に働き、場合によっては歯髄が炎症や感染を起こすことがあるためです。とはいえ、この治療法はいまだ完全とはいえず、その短所は、本来の歯の部分との境界が目立ったり、レジンが本来の歯と異なる色に変色したりすることがある点です。

　その後、お子さんは成長発育に伴い、歯の背丈は成人になるまで長くなり、噛み合わせや歯肉との関係も変化していきます。したがって、未成年の歯については、成人するまで定期的に修復した部分を点検して、必要があれば修復をやり直したり修正します。

　成人に近づくと、噛み合わせや歯肉の位置も安定するので、長期的に安定した審美性と耐久性を持つ治療を追加することができます。これは、歯の表側のみを被うもの（ベニア修復）や、歯の全周を少し削ってから、人工的な被覆体（セラミック冠、陶材焼き付け冠など）で覆う手法をとります。このような治療法を補綴（ほてつ）とよび、見かけは折れていない歯と同等になります。

　とはいえ、人工的に作った歯ですから、メインテナンスは欠かせません。自家用車や家屋と同じです。年に1、2回は歯科医院で定期診査とプロによる清掃と指導を受けてください。その歯だけでなく、すべての歯の寿命が延びることは間違いありません。

Chap.2 歯と口のけがⅠ　**61**

■■■ Moippo. 4 ■■■

歯髄から採取、iPS 細胞が注目されている！

　歯の幹細胞も骨髄幹細胞と同じように、再生医療への応用が期待できることが分かってきました。

・iPS 細胞との関わり

　乳歯や親知らずの歯髄から得られた細胞を用いて、iPS 細胞を効率良く作ることができることが明らかとなりました。これら不要になる歯から、有用な細胞が得られる点で注目されています。さらに、歯髄細胞から作られた iPS 細胞は、日本人の移植に適した型を 20％の割合で持つことが分かり、同様の iPS 細胞が 50 株あれば 90％の日本人をカバーできることが試算されています。そのため、移植に適した iPS 細胞を保存・管理するための iPS 細胞バンクの設立が望まれていますし、全身疾患の治療と診断への利用が研究されています。歯の幹細胞は一方で歯科治療への応用も進められています。イヌを用いた動物実験において、歯の神経（歯髄）を除去した歯の中に、歯の幹細胞（歯髄幹細胞）を移植することで、神経や血管をともなう歯髄と象牙質の再生に成功しています。

　このように、現在報告されている研究では、歯髄は特に神経細胞への分化が容易です。したがって将来パーキンソン病や外傷による神経損傷、脊髄損傷、脳出血や脳梗塞の後遺症等を再生医療で治すことが可能になると予想されています。またこのまま研究が進めば肝臓や膵臓のランゲルハンス島の再生も可能となり、糖尿病や肝硬変の治療も自分の細胞を使ってできるようになってきます。更に心臓、腎臓、皮膚、眼、骨などの再生へと可能性が広がっていきます。また遺伝子を調べるこ

とで病気の予防や治療方針の決定に役立つ場合もあります。

【歯髄幹細胞を用いた疾患動物モデルでの治療効果】

歯科疾患：歯周病、う蝕（歯髄再生）、骨欠損→臨床研究が進捗中

神経疾患：脊髄損傷、脳梗塞

筋疾患　：心筋梗塞、筋ジストロフィー

臓器疾患：肝硬変、肝線維症、糖尿病、角膜欠損、毛包欠損、下肢虚血

【再生医療で歯髄細胞を用いる利点】

① iPS 細胞は、遺伝子組換えによる「がん化」の危険性が未だにあります。また iPS 細胞を作るためには、患者さんの皮膚組織を切除しなければなりません。 一方、歯髄幹細胞は、「がん化」の危険性はほとんどありません。また、歯髄細胞からも iPS 細胞を作ることができるので、将来わざわざ皮膚を切除しなくても保存しておいた歯髄細胞から iPS 細胞を作り再生医療に使うことができます。また歯髄幹細胞は、骨髄幹細胞より 3 ～ 4 倍も増殖能が高く、拒絶反応がなく骨髄幹細胞と同等の多分化能があります。

② 歯髄細胞は再生医療のほかの使い道として上記の iPS 細胞の作製以外に、遺伝子検査、既存薬剤への効果、副作用、新規薬剤の開発、アレルギー検査、病態の解析・解明・治療法の開発があげられています。

③ 治療上必要で抜歯した歯や抜けた歯を再生医療のために活用できます。ただし対象になる歯は健全歯となります。歯周病や感染根管など細菌感染を起こした歯は対象としません。たとえば、摘出した埋伏歯（生えることなく埋まったままであった歯）などは、歯髄の保存状態が良ければ培養が可能です。

［日本歯科大学校友会　http://koyu-ndu.gr.jp/home/?page_id=456 を参照］

Chap.2　歯と口のけがⅠ　　**63**

Chap. 3
歯と口のケガ II
治療と経過

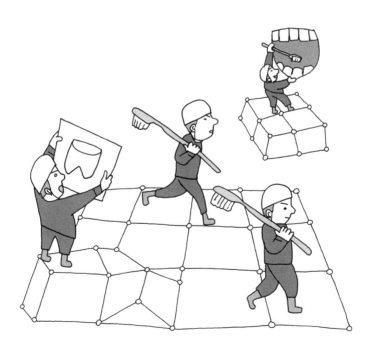

1．外傷の診察・検査と診断

　外傷は、治癒と崩壊の過程が、つぎつぎ時間を追うように進行します。ですから注意深い診査とそれにもとづく記録の集積が必要となってきます。したがって、これらの項目を記録できる質問表、診査票、説明用資料クリニカルパス（治療とケアの工程表、p.52-53）などをあらかじめ用意して、診察の経過を患者さんと共有するために、記録しています。これら診察記録は、法的処置や保険請求の際に必要となることもあるため、歯科医師だけでなく子どもと保護者にとっても大切な意義をもちます。

1．医療面接

　歯科医師は、主訴、既往歴、現病歴、治療経験、アレルギー等の問診を行い、問診表へ記載した内容を保護者と一緒に確認します。

　脱落した歯の再植や、歯が破折して歯髄が露出した場合（露髄＊）、処置までの時間の長さは、治療経過に関わる重要な条件なので、いつ受傷したのかについての記録が大切となります。

　受傷現場はどんな所だったのか、何にぶつけたのかなどの情報は、破傷風など感染症の危険性などをはじめにチェックしておく必

　＊露髄：歯の神経が露出していること。露出した神経が痛くないようにかつ露髄が起きているか否かを診断する方法として、歯の折れた部分に生理食塩水をつけて、電気抵抗値（インピーダンス）を測定、その数値で露髄の有無がわかる。

要があります。受傷の経緯の情報は、子どもが受けた損傷の種類や範囲、重篤度を判断するのに役立ちます。

たとえば走って転倒すればかなりの加速度が働き、頭の骨にまで外力が加わったことでしょう。また石など硬い物にぶつかると、歯の割れ方も複雑で、歯根が折れる危険性も高くなります。

また、来院するまでに、他の医院を受診していた場合は、そこでの対応や処置についての確認をします。そのほか、歯科に来院した子どもでも、意識喪失や嘔吐・頭痛・体調不良などの症状がある時は、脳外科などの他科での診察を先に勧めます。

以前に歯の外傷を経験した子どもが再び受傷した場合には、現在観察される病変や異常が、過去の外傷に由来している危険性もありますので、外傷の既往も問診する必要があります。

以上、歯をケガした子どもが、受診した際に面接して判断・診療をおこなうための不可欠な配慮と、記録をとることの大切さについて触れましたが、受診する子どもの保護者にとっても、できるだけ正確に子どもの受傷状況を記録しておくことは、損傷を正しく診断してもらうために不可欠です。

２．診察

（１）視診

視診は、全身→顔面→口腔内組織→歯の順に進められます。

個々の歯や創面（傷ついた部位の表面）の詳細な観察は、清掃・洗浄後にはじめて可能になります。受傷時の所見は時間の経過とと

◎表 3-1 小児歯科外来用電子カルテ外傷用テンプレート

小児歯科外来　外傷用　ver.1(2015/5/1作成)

ID	84・・・・	患者名	フリガナ	△ △△ △△△		受診日				
症例番号	150000			○○ ○○		2015 年 5 月 8 日				

受傷日時	5 月 7 日( ) AM・PM 6:00 頃
受傷の原因	教室で 転倒
他院・他科受診	無 / 有：
受傷後	年　　　月　　　半日　後経過
全身状態	良好
持参薬	なし
副作用・アレルギー	なし
体温 36.8℃ 体重	21 kg

歯周ポケット検査※外傷後1カ月前後より測定

		2	2	2	2	2	3	2	2	2	1	2			
3/C	2/B	1/A	1/A	2/B	3/C			
		2	1	2	2	2	2	2	2	1	2			

3/C	2/B	1/A	1/A	2/B	3/C

備考	

		①	②	③	④	⑤	⑥
部位		2|1	1|1	1|1	1|2		
自発痛		－	±	＋	－		
冷温痛		－					
打診痛	水平	±	＋	±	－		
	垂直	＋	＋	＋	－		
歯の変色		－	－	＋			
露髄		－	－	＋			
出血(歯肉)皮膚・粘膜		－	＋	－	－		
創部痛		－	－	－	－		
根尖部	圧痛	－	＋	±	－		
	発赤	－	－	－	－		
	腫脹	－	－	－	－		
	瘻孔						
動揺度	水平	16	25	20	18		
	垂直	－	－	－	－		
電気歯髄診		≧8	80	40	25		
X線所見		－	歯根破折	PDL 拡大	－		
その他( )							
処置内容		亜脱臼	根中央部 水平歯根 破折	露髄を伴う 歯冠破折			

もにつねに失われていくため、顔面ならびに口腔内部の写真は、当初から撮影し続けることが望まれます。

たとえば歯冠の色が暗赤色や灰色に変化しているときは、歯髄内での充血や出血があったことを疑わせます。変色は歯の裏側から観察した方が、より明瞭に観察できるので、表・裏両方から写真を撮ります。

また歯冠の亀裂は、裏側や縦方向に光線（青色光または白色光）をあてて観察し、写真撮影します。さらに、歯髄が露出しているか検査（露髄診）を行うこともあります。

異物埋入の有無：創内（傷口）を洗浄しながら、受傷した場所や発生状況を考慮しながら、とくに上唇、歯肉などに歯牙破折片、砂などの異物が埋入していないかを確認する必要があります。創内の異物は、感染や炎症を長引かせるだけでなく、外傷性刺青（傷の中に色素や異物がはいりこみ、いれずみのように残ること）の原因となるため、創が新鮮なうちに、できれば受傷当日内に十分に除去することが大切です。

（2）触診

動揺度（歯の揺れの度合い）：歯の動揺度の診査は、動揺度測定器によって正確で客観的な検査ができるようになりました。

歯根膜プロービング（歯と歯根膜が断裂している距離）**を測定する**：PBL プローブ（ナイロンフィラメント）を歯と歯肉の間にそっとさし入れ、歯肉と歯根のはがれや、歯根膜の断裂範囲を知ります。

受傷した歯周組織の損傷状態と治癒状況を判断できます。

Chap.3 歯と口のケガⅡ　69

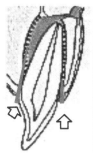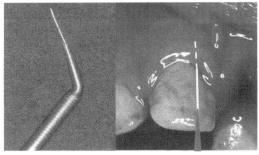

◎図 3-1　PBL プローブによる診査
唇側、口蓋側（舌側）の各歯頸部中央において、歯周ポケット診査のように歯肉と歯根の間の裂隙の深さを触知する。

（宮新美智世「小児の歯の外傷における診査」
日本外傷歯学会雑誌. 2016; 12 (1):10-17.）

（3）打診

　打診とは水平方向・垂直方向に歯をかるくノックすることです。周囲の健全な歯を対照として比較し、歯周組織の異常の強さを判断します。成人ならケガをした歯だけをさわったり、ノックしたりした際に痛いか否かをおしえてくれます。しかし、おびえた子どもは「これは痛いですか」と歯をさわったりノックすると、それだけで興奮して、どの歯も痛いと主張してしまいます。こうなるとどの歯がケガをしているのか分からなくなります。ですから明らかに受傷していない歯から調べ始めることによって、子どもを驚かさないで、より正確な答えを得るよう努めます。軽くさわっても痛みを訴える場合は、歯周組織が損傷を受けているとわかります。

（4）歯髄診断

　歯髄の生死の判断には電気診が最も有用で、どの程度の電気刺激を感じることができるかによって、歯髄の正常さを判断します。一

般に、生えたての小学生の前歯では歯根や歯髄が未完成で、このような場合は電気刺激に対する閾値が高い傾向（鈍い状態）にあります。また、幼児は、表現能力が不十分なので、信頼できる結果を得るためには、子どもの反応、特に表情の変化をていねいに読み取ることが大切となります。

受傷直後にこの電気診への反応がある歯は、その後も歯髄が生きつづける確率が高いことがわかっています。一方、受傷直後に生活反応がなくても、時間の経過と共に回復することもあります。

さらに、対照とした健全な歯に比べて過敏に反応する受傷歯は、歯髄充血、歯髄変性、歯髄炎が生じていることが疑われます。

歯髄の生死を判断するには、その他には、冷水または温水に対する違和感があるかを判断する温度診があり、氷の小片を歯にあてたり、お湯でうがいなどをして調べます（温度診）。

（5）Ｘ線診査

Ｘ線診査は外側から見えない歯や骨の損傷を見る手段です。

歯根がどのくらい形成された歯か、歯根吸収（歯根が溶け果てて消失すること）がおきていないか、歯根が破折していないか、歯槽骨の骨折や消失、乳歯と永久歯との関係などを観察します。

（6）写真撮影

外傷は時々刻々、自然に治る部分と壊れていく部分があります。また、しだいに明瞭になる異常があるため、こまめに写真撮影を継続しておくことが重要です。

Chap.3 歯と口のケガⅡ 71

2. 外傷後に観察される合併症

　歯の外傷では、一見歯が折れただけに見える場合でも、外力により歯周組織も同時に損傷していることが多いことをすでに述べました（p.46）。治療法は乳歯も永久歯も、診断が同じであれば、ほとんどの処置は同様です。ただし、乳歯の場合は、後継の永久歯の形成程度と相互の位置関係などへの影響も考慮する必要がありますので、後継の永久歯が危険にさらされていると判断される場合、ケガをした乳歯は、抜歯が必要になることがあります。ここでは外傷後に生じる合併症について述べます。

（1）歯冠変色

　歯をぶつけると、歯冠が変色することがあります。原因は歯髄の内出血が多いのですが、このほか、外傷の合併症で歯髄内に歯様のかたまり（石灰化物）ができること（歯髄腔狭窄）により帯黄色の変色が起きます。この歯冠変色は治ることもあり、乳歯は変色してから8か月以内に治った症例が報告されています。なお、歯冠変色がある場合（（3）参照）、乳歯では約60％です。

（2）歯髄腔狭窄

　歯髄腔狭窄とは、歯髄の中に歯の組織に類似した硬い組織（石灰化物）がつくられて、歯髄の中が埋まることを指します。幼若な歯髄を有する、生えてから2年以内の歯が脱臼した場合に、受傷後3か月以後に観察されることがよくあります。

（3）歯髄壊死
<ruby>歯髄壊死<rt>しずいえし</rt></ruby>

　脱臼に伴い血流がそこなわれたり、歯の破折部分から細菌が感染を起こした際に、歯髄が死ぬことがあります。小児の歯で、歯根が未完成な幼若な歯では少ない合併症ですが、永久歯で歯根が完成に近づく中学生以後での発生率は高くなります。たとえば、歯が脱落した場合でも、生えたてで歯根がいまだ未完成な歯の場合は、再植を受けたあとに、歯髄が壊死することなく、生き延びることすら知られています。歯髄は歯が完成するためには必要な組織でもあるので、**子どもの歯のためには失いたくない**組織です。

　一方、壊死した歯髄を放置すると、歯根や歯槽骨が吸収され失われてしまいますので、早期発見、早期治療が必要です。

　したがって、子どもの歯が外傷を受けた場合は、歯髄の壊死については、診査を継続しながら、慎重に診断する必要があります。実際に歯髄壊死が診断されるのは、受傷後2か月以後、1年以内であることが多いことが、知られています。ただし乳歯が脱臼した場合では、歯髄壊死が2年ぐらいたってから明瞭になる場合もあるため、より長期間にわたって診査を継続する必要があります。

（4）歯根吸収

　歯根が溶け果てて消失することをさします。外傷後に生じることがある独特の合併症の歯根吸収は、歯根の外部から生じる外部吸収と、歯髄の側から生じる内部吸収とに分けられています。歯根吸収の原因としては、歯周組織に加わった外力や、歯髄への細菌感染や炎症などが推察されています（詳細については、p.119-120 参照）。

Chap.3 歯と口のケガⅡ　　73

Moippo.5

ケガをした歯の"血のめぐり"が
わかるようになりました
柿野聡子

　歯のケガをしてしまったとき、しばらくすると歯の色が変わってしまうことがあります。歯医者さんから、「歯の神経が死んでいるかもしれない」と言われて、不安になったことがあるかもしれません。ケガをすると歯の中（歯髄、"歯の神経"と言い習わされています）で内出血が起きるのです。ひどいと歯髄が死んでしまうことがあります。ですから、ケガやむし歯の診療においては最近、歯の中に血液が健全にめぐっているかを調べる新しい検査方法が研究されています。

　健康な人の体には、心臓から新鮮な血液が流れてきて、体のすみずみまで栄養を送っています。歯も同じです。歯の中心部には「歯髄」といわれる大事な部分があり、健康な歯には、心臓から歯髄へ血液が流れてきているのです。歯髄は歯の硬い部分に囲まれていてとても狭いですが、重さ当たりの血流量は骨格筋や脾臓よりも多く、**脳の血流量に匹敵するくらい**であることがわかっています。歯に流れてきた血液は、むし歯菌が侵入してきた時や歯のケガをした時などに感染から守り、免疫力を高めてくれます。また、歯髄には神経線維もあり、痛みを感じることで歯への危害から守る役割もしています。

　ところが、ケガによって揺さぶられた歯、抜け落ちて再植したような歯では、血液の流れが悪くなり、歯髄だけが死ぬ状態（壊死）に

なることがあります。歯髄は子どもの若い歯を丈夫に完成させていく役割を担っているので、なるべく温存したいのですが、歯髄が壊死すると、歯根の成長に悪影響が出てしまう場合があるので放置できません。他方で歯髄が壊死していると判断したら歯髄を取る治療をしますが、歯の構造が弱くなり歯が割れやすくなります。そのため、歯髄の診断は正確さが求められています。

　現在、歯髄の健全さを調べる方法としては、歯に弱い電気を流して感じるかどうかを調べる方法が主流です。感じたら患者さんに教えてもらうのですが、痛みや不快感があり、小さなお子さんでは正しく答えられないことがよくあります。

　そこで新たに研究されているのが、「歯髄光電脈波法」です。この検査法では、歯の裏側から発光ダイオード（LED）の光を照らして、歯の表側に透過してきた光を調べます。血液が流れている歯では、歯へ送られる血液量が心臓の鼓動に合わせて増えたり減ったりするため、透過してきた光の量も変化して、脈波として観察できます。一方、血流のなくなった歯には、脈波は検出されません。この検査では歯に光を当てるだけなので、検査の時は痛みが全くありません。LEDは信号や交通標識、植物を育てる時にも使われるようになりました。医療機器にも広く使われている安全な光ですから、小さいお子さんでも安心して検査を受けることができます。

　お子さんの歯の健康を守るため、痛みがなく正しく診断できる、体に優しい検査機器の研究開発が続けられています。

3. 歯の損傷
治療法、治療後の臨床経過

歯の損傷と治療後の臨床経過について、一覧してみます。

（1）受傷歯、治癒後の臨床経過の全体観

・**受傷1時間後**：唇や粘膜の傷が腫れてきます。放置すると、数日にわたり腫れることがあります（早めに氷で冷やすことがお勧めです）。

・**1日後**：傷が清潔に保たれるならば上皮細胞が増殖し始めます。脱臼を被った歯には、内出血が起きて変色が見え始める時間帯でもあります。

・**2日後**：歯髄では露髄していた部分があると炎症（歯髄炎）が始まり拡大していきます。

・**3日後**：傷は清潔なら線維芽細胞が増殖して、肉芽が成熟を始めます。歯根膜は再生し始め、これによって歯の動揺が減りますが、整復もしにくくなります。傷の上に上皮細胞はさらに増殖して、層が厚みを増す時期に入ります。

・**7日以後**：露髄部の歯髄壊死部分が拡大して、歯髄の保存が困難になっていきます。

・**10日以後では**：歯槽骨や顎骨の骨折片が吸収されて、骨のリモデリング（再構成）が起きてきます。

・**2週以後**：受傷当初では判別できなかった歯根破折がX線写真上で判別できることがあります。この破折線が見えやすくなるのは、炎症が進行し、滲出液によって破片間が離れ離れになって動

揺が増してくることに、関わっていると推察されます。

・**3週以後**：脱臼歯では切断されていた歯頸部歯根膜が治癒し、歯周組織の形態が確定します。歯周ポケット診査が可能となります。

・**1月後**：歯根吸収が初発する時期で、外部吸収、内部吸収共にこのころからX線診査で観察され始めます。また骨折部では新しい骨の石灰化が始まります。

・**1.5か月後**：歯槽骨骨折部に治癒が確認できる時期です。

・**2か月後**：歯髄の生死が明瞭になってきます。3か月〜1年以内にはほとんどの歯髄壊死が検出されます。陥入した乳歯にかぎり、受傷後2年後までの長期間で、ようやく歯髄の生死が明瞭になります。

・**3か月〜1年の間**：歯根破折が治癒したり、歯髄腔狭窄が発現し、歯根吸収のほとんどすべてが顕在化します。変色した歯は8か月以内に変色が消失して、健全な歯冠色に戻ることがあります。

・**1年後**：不良所見のほとんどが観察されます。この時点に歯科用CT（コーンビームCT）などで精密検査をしておくと、歯槽骨の喪失部や、歯根吸収等、通常のX線診査では発見できない異常を発見できる可能性が高いです。

・**5年後まで**：歯髄保存療法を受けた歯の場合は、歯髄炎や歯髄壊死などを生じるリスクが残っています。

・**10年後まで**：遅発性歯根吸収が生じることがあるとされる期間です。もし、1年後のX線検査で歯根吸収が発見された場合は、たとえ小さいものであっても、**年2回ほどの診査を受け続けること**を薦めます。その理由は、歯根吸収の中には半年単位で拡大していくものがあるからです。

Chap.3 歯と口のケガⅡ　　77

◎表3-2：損傷分類と合併症の発症率（％）

（上段：根未完成歯、下段；完成歯）

損傷分類　　　上段：未完成歯 　　　　　　　下段：完成歯	歯髄壊死	歯髄腔狭窄	歯根吸収	骨性癒着**	辺縁骨喪失
露髄のない歯冠破折　未完成歯 　　　　　　　　　　完成歯	0 0	0 2	0 0	0 0	0 0
露髄を伴う歯冠破折	*5 *5	0 0	0 0	0 0	0 0
水平歯根破折	0 31	73 0	0 2	0 0	0 0
振盪	0 4	3 6	0 0	0 0	0 0
亞脱臼	0 14	11 8	0 1	0 0	0 0
挺出	7 35	60 18	6 5	0 0	6 6
転位	10 79	71 9	3 3	0 1	7 7
陥入	63 100	25 0	38 38	13 32	31 31
脱落再植	66 100	34 0	37 28	43 61	7 7

＊部分歯髄切断を受けた場合
＊＊歯根が骨と癒着すること

（2）歯冠破折の治療

1）亀裂：亀裂周辺のエナメル質表面を接着性レジンにてレジンコーティングして感染や刺激を遮断します。より長期的に効果を継続さ

図3-2　折れた歯は、どうやってもとの形に戻すのか

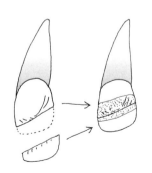

折れた歯は、人工材料で形づくる（修復）か、本人の歯片を接着して形態を回復させる。破片と歯本体の破折部は、亀裂が多いので削取るか、人工材料で被い、接着する。

せるために、さらに被覆を追加することもあります。

術後経過：冷水に対して違和感（冷水痛）が生じることがあります。歯髄壊死を合併する確率は、0.5％。

2）歯髄の露出（露髄）を伴わない歯冠破折の治療

接着性レジンとコンポジットレジンなどを用いて歯冠修復を行います（レジン修復）。破折した歯冠片が持参された場合、破片は接着性レジンを用いて接着できる場合もあります。ただし、脱臼を合併することも多いので、咬み合わせると違和感を感じる場合や、応急処置としては、セメントまたは接着性レジンでまずは破折面を被うのがよいでしょう。歯冠の**破片**（小さいカケラ）を保存する場合は、水（水道水でよい）に漬けて冷蔵保存し、受傷歯に違和感がなくなった時点で、接着性レジンやコンポジットレジンなどの人工材料を使って接着し、修復することもあります。

術後経過：脱臼を伴わない場合は合併症の発生率が低く、脱臼を合併した場合は、脱臼の程度に応じた合併症が見られると言われています。レジン修復を受けた場合、歯髄壊死を合併する確率は８％以下、破折が被覆されず放置された場合は54％と報告されています。したがって、歯が欠けたようにみえたときは、決して放置しておいてはいけません。

3）歯髄の露出（露髄）を伴う歯冠破折の治療

歯髄の生活力を維持するよう歯髄保存療法（直接覆髄法や部分歯髄切断法）を行います。破折の修復を２）同様に行い、正常な外観と機能の回復に努めます。

①歯露髄面の壊死がみられないとき

歯髄保存療法の成功率は70％以上ありますが、念のため歯髄壊

死や根尖性歯周炎、歯根内部吸収、歯根外部吸収などの不良所見の発現を警戒し、早期発見することが肝要ですので、少なくとも6か月ごとに経過観察を行います。

②露髄面の壊死がみられるとき

露出した歯髄を除去する根管治療を行います。

子どもの永久歯は、根の先端部が開いているので、アペキシフィケーション（歯根形成誘導法）により根尖の閉鎖をはかってから、通常の根管治療、根管充填（じゅうてん）をおこないます。根管治療やアペキシフィケーション開始後は、歯が縦または斜めに破折（図A）する危険性が高いので、これらの破折の合併を予防するための治療ならびに管理を要します（図B）。

図A

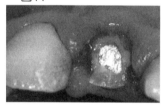

◎図3-3　根管治療後の歯の破折とその防止策

図A　根管治療中の前歯が斜めに深く折れた。
図B　根管治療を要した子どもの歯を、破折から守る治療法。幼若な歯を折らないために、成人向け材料よりも弾力性があり、硬さが低い材料を用いることが推奨されている。

図B

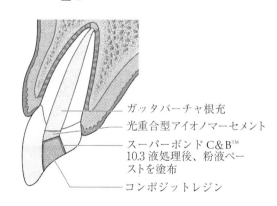

ガッタパーチャ根充
光重合型アイオノマーセメント
スーパーボンドC&B™
10.3 液処理後、粉液ペーストを塗布
コンポジットレジン

（『小児歯科学　第4版』第14章・外傷、
p.256, 図14-13　医歯薬出版株式会社より）

(3) 歯根破折の治療（水平歯根破折を中心に）

　歯根破折歯は、隣にある歯を固定源として、堅固に2～3か月間以上固定してもらうのが良いでしょう。小児の永久歯においては、清掃を徹底して感染が阻止できれば、破片間が再度つながるような治り方が期待できます。最も良好に治癒した場合は、骨折が治癒するときのように、破片間は硬組織でつながります。ただし、乳歯においては、永久歯のように硬組織がつないでくれることはまれですが、歯としては残すことが可能です。なお、歯根破折に露髄が合併した場合は、歯冠破折の場合と同様に、極力歯髄の保存を図るのが原則です。

●歯根破折の治り方

　小児の永久歯は治癒力が旺盛で、歯根破折が起きても、歯槽骨内部にあって、細菌が侵入しないものは、破折の治癒が起こります。歯根が折れた場合の治療は、歯冠を元の位置に出来るだけ戻して（整復）、歯が動かないように周囲の歯に固定

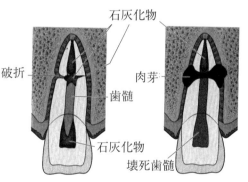

◎図 3-4　水平歯根破折の治癒状況

A. 治癒良好　　B. 治癒不全

（『小児歯科学　第 5 版』「第 13 章・歯の外傷」、
p.247, 図 13-13　医歯薬出版株式会社より）

します。口腔内の清潔を保っておくと、7か月ほど時間がかかりますが、歯髄と歯根膜が固い組織を作って、破折部をつなぐことがわかっています（上図A）。一方、歯根破折した歯が整復・固定されないと、

細菌が侵入して感染が起きるのに伴い、破折部の歯根や歯槽骨が吸収（溶けて消えてしまう）され、破折は治癒しません。さらに歯髄が壊死して感染に拍車をかけることもあります（図3-4 B）。このような場合は歯を残すことが難しくなりますが、適切な外科的歯内療法を行うことで、救える場合もあります。

　歯髄壊死して歯肉がウミをもった場合、歯冠側破折片内のみの根管治療にとどめます。破折部までの根管は、水酸化カルシウム糊剤を封入することで、破折部に閉鎖硬組織を形成させることができます。この硬組織が得られた段階で、この部位まで根管充填を行って歯を残すことができます。もし、このような対応で治癒しない病変や破折部に感染が起きてしまった場合は、外科的歯内療法を適用して、折れてしまった歯の破片のうち、残すことができる部分の温存に努めます。いずれの破片も残すことができない場合は抜歯します。

術後経過：歯髄が生存できた場合、歯髄腔狭窄が起きる確率が高いのですが、歯髄壊死、辺縁性歯周炎なども合併する危険性がありますので、定期的に診査を受けることがお勧めです。

　歯根吸収の発現は脱臼よりも低率で、歯髄壊死に至る確率は10〜40％未満と報告されています。歯髄腔狭窄は、歯髄生活反応が認められたほとんどすべてに見られます。

（4）歯冠 - 歯根破折 （p.49）
　歯肉縁下に及ぶ破折の状態に応じて、治療法を決定する。

１）破折の種類・受傷当日の対応法
①歯の揺れが大きいが歯：破折位置を視診、X線所見や触診、歯根

膜プロービング (p.70) で破折の実態を確認して、残せる破片を選びます。

残せる破片は接着剤で張り合わせて使ったり、口の中へ少し出すように引き上げるなど、最大限に活用するための治療法を検討します。

乳歯では破折が根尖近くまで及ぶ場合は摘出が一般的です。

②歯の揺れが小さく、破折部位がわからない

歯根破折に準じた対応を取ります。歯冠に亀裂がある場合は、亀裂に沿って細くて深いポケットと骨吸収が生じる危険性があるため、まず破折を接着性レジンで被い、2週間固定してから①同様に精査します。

人工的な歯を支えることができると判断された場合は、外科処置や、矯正治療で挺出化（口の中に持ち出す治療）などが行われます。

(5) 脱臼歯の治療

脱臼した歯は、清潔と安静の原則に従い、歯を本来の位置に戻し（整復）、揺れないように下図のように固定し、食事に差し支えないようにして、徹底的に口の中を清潔にするための、ホームケアを教えるとともに、抗生物質の服用とうがい薬の使用を薦めます。

固定期間は2週間以上かかり、歯槽骨骨折があれば6週間以上かかります。傾く、ずれるなど位置異常が生じた脱臼では、一般に歯槽骨の損傷を伴うため6週間以上の固定が必要になり

◎図3-5　固定の実際

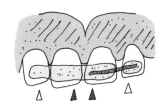

固定用レジン　▲ 受傷した歯
金属線　　　　△ 健全歯（固定源）

ます。ホームケアとプロのケアを共に継続することで、良好な経過が期待できます。

　歯根未完成な小児の永久歯は、歯髄の生存率が高く、逆に小学校高学年以後の永久歯では、歯髄壊死の頻度が比較的高くなります。

Chui

◎固定と固定期間……骨性癒着との関係

　歯を堅固に固定することや、固定の期間が長いことが、歯と骨の癒着（骨性癒着）を生じる原因のひとつであるとの記載が一部の書籍に認められます。

　しかし、この様な固定についての解釈が根拠にしている論文は、実験動物の抜歯再植後の短い限られた期間の観察を行った2論文です。一方、これらの結果を否定する論文も存在し、著者は以前これらの論文を照合し、これらの論文が臨床におけるヒト脱臼歯の適切な固定法のあり方を論じるには不十分であることを伝えました（小児歯科臨床.12（10）：43-50,2007）。

　なお、たとえ堅固に固定しても受傷歯の動揺は正常値より大きめです。また、臨床研究では、脱臼したあとに堅固な固定を長期間にわたり受けた歯に骨性癒着が多いとする臨床報告はありません。他方で損傷の種類は、骨性癒着と関連があることが知られています（p.78参照）。これらの事実は、固定の堅固さや固定期間が骨性癒着の原因であると単純には言い切れないことを示しています。

（6）乳歯陥入についての治療

　歯の外傷の中で、珍しく自然治癒が得られる損傷です。

　一般には、自然な再萌出を期待することができますが、感染により腫れることがありますから、これを防ぐために、はじめの7日間、2〜3回は歯科で傷口を洗浄してもらいましょう。抗菌薬服用も必

要です。

　ただし、乳歯が後継永久歯に障害を与えているおそれがある場合、あるいは位置変異が強い場合には、乳歯の抜去ないしは整復固定を行います。

　X線写真で、全歯長が長目に見えるときは、乳歯は唇側傾斜を伴い、後継の永久歯を障害している危険性があります。

（7）完全脱臼（脱落）の治療
１）歯が脱落した時の対応法
①再植できる場合

　脱落したばかりの永久歯は、再植が可能です。可能な限り歯を正しい位置に戻し、固定して清潔をたもてば、3週間もすると生着（再植した歯が、本来の機能を果たすこと）したことが確認できることが多いものです。

　脱落した歯はラップやビニールでくるんだり、牛乳の中に保存することで、短い時間内なら、脱落直後に再植を受けたと同様な良好な状態を保つことができます（p.51 参照）。

　これらの対応が無理だった脱落歯でも、極端な汚染状態の歯でなければ、歯槽骨を保存するために再植する意義があります。いずれにせよ、歯科医院に脱落歯を早く持参されるのがまずはお勧めです。

　脱落した歯は、直ちに再植できない場合、まずは脱落歯の乾燥を防ぐことが大切です。

Chap.3　歯と口のケガⅡ　　85

★抜け落ちた歯を保存するのに適切な方法と効果★

　脱落歯は、ラップやビニールで被うことで、1時間は良い保存状態が保てます。さらに長時間保存するためには、歯根膜の生活力の維持に効果がある"**脱落歯の保存液**"中に保存するのが理想的で12〜24時間良好な状態が室温で保てます。アレルギーのある方にも安心ですから、現在学校や園、救急車に備えられてきました。この保存液の内容はHBSS（Hanks' Balanced Salt Solution）という名称の細胞培養用溶液です。インターネットでも購入できますので、各所に配備しやすくなりました。

　次に望ましいのは冷たい牛乳中で、12時間は良好な状態が保てます（なお、ロングライフミルクや低脂肪乳は適しません）。生理食塩水中の保存は1時間くらいに限ります。脱落歯の洗浄方法には定説がありませんが、少なくとも水道水（塩素をふくむ）の使用は避けてください。

　抜けた歯を直接、歯のあった部位に戻して、それから歯科医院に行くのもよいでしょう。歯科医院にて脱落した歯を取出し、あらためて洗浄、歯のあった歯槽の中も検査し安全な溶液で洗浄してから、本格的に再植することができます。

②再植が適さない場合

　再植が行えないのは、全身状態不良、または免疫不全な状態（重度の先天性心奇形、コントロールがされていない痙攣発作や糖尿病等、重度の心身障害）、脱落歯そのものや、歯が元あった部分（歯槽）に重度の崩壊や感染がある場合です。

　歯の脱落後の歯槽は、骨折や軟組織損傷をともなうので、脱落歯を再植しない場合は、保存可能な組織、特に骨をできるだけ温存す

るように努めるための方策を選びます。異物や感染源は除去し、歯を再植して経過を見守りをつづけます。

　乳歯の再植は通常おこないません。歯を失なった部位は、小児義歯（可撤保隙装置）などで補います。

経過の観察：再植後は1週間後、その後1・2・3・6・12か月後に歯髄と歯根膜の治癒を評価する。つまり、感染などの合併症が出ていないか観察し、もし出ていたら早期治療をめざします。その後定期的に3〜4年は経過を観察する。

　永久歯再植後の歯根吸収合併率は70〜90％で、歯根吸収は、歯髄壊死の早期発見で拡大が防止できる。歯根が未完成な小学生の前歯などは、脱落・再植後も歯髄の生命力が維持できる場合があり、脱落2時間以内に再植された歯根未完成歯では、歯髄生存率は20〜30％です。全歯髄が狭窄する全部性歯髄腔狭窄の場合は、歯髄は生活反応が消失したり、冷水に過敏となる歯髄炎症状を呈したり、歯髄壊死になる確率が約20％あります。

2）歯を失った時の注意点

①乳歯を失った場合の注意点

　乳歯を失うとつい、もう歯がないのだから歯科で見てもらう必要はないな、と思われがちですがこれは誤りです。乳歯が抜けたり残せなくなるほどのケガをしたときは、その乳歯の後継の永久歯にはケガの影響が出る危険性が70％以上と、高いことがわかっています。また、ケガの際に隣の歯や、反対側（上の歯をケガしたときは下の歯、下の歯をケガしたときは上の歯）の歯にケガをしていることがあっても見逃されることがあります。したがって、周囲の歯に

Chap.3 歯と口のケガⅡ　87

異常が出てこないか、ケガをして抜けた歯の後継になる永久歯に異常がないかについて、年に1、2回はX線診査を受けることがお勧めです。

②永久歯を失った場合の注意点

　子どもは成人までは口腔顔面の発育が続き、かみ合わせも変化し続けます。したがって、この期間は、永久歯が失われた部位については保隙装置や仮の歯（レジン冠や義歯）を成長に合わせて調整し作り換えながら使っていくことがあります。また、可能であれば歯科矯正治療を行って、その治療の過程で失われた部分に隣の歯を移動させて、歯の喪失を補う場合もあります。

　さらに時間がたって、成長期が終了した時点では、多くは成人後になりますが、失った歯の両側の歯を用いたり、人工歯根（インプラント）を用いたりして、歯の喪失を補います。

◆ブリッジを用いる場合

　ブリッジとは、失った歯の両側の歯を支えにして、失った歯のダミーをいれる治療法です。1本の歯を支えるのに2本以上の歯に負担をかけることになるので、支える歯は十分に健全である必要があります。もし、両側の歯も外傷で傷んでいる場合は、より多くの数の歯に支えになってもらう必要が出る場合もあります。従来は、支えの歯を削ってかぶせる様式が一般的でしたが、最近は支えになる歯をあまり削らないで接着剤を用いるタイプのブリッジも使われています。

◆義歯を使う場合

　失った歯の部分を取り外し型の義歯で補う方法です。両側の歯を

削る必要があまりなく、両側の歯の負担が少ないのが長所ですが、取り外して清掃する必要がある点が短所です。

◆インプラント

　長所は、自然の歯の様に自立した歯として使える点です。短所は人工歯根を顎骨に埋めるために外科的な処置を要することと、歯周炎と類似した異常を生じることがある点です。したがって、定期的なメンテナンスと、自身での良好な清掃を継続する必要があります。また、外傷の場合、注意が必要な点は、外力によって歯の周りの骨が失われていることが多いので、インプラントを利用するためには、これを埋める顎骨が必要になり、時には不足分の顎骨を補うために骨造成術を要する場合があります。

　このように、永久歯を補う方法の選択肢は多いので、正確な診査を受けて各治療法の長所と短所を十分比較しながら検討することを薦めます。

(8) 歯槽骨骨折

　子どもの歯槽骨の骨片はたとえ露出していても歯と共に元の位置に戻し、歯肉で被覆し歯を6週間固定すると、再着する可能性があります。しかし不潔で感染が生じると、歯肉に発赤・腫張が残り、深い歯周ポケットができて、腫れたり膿を持ちます。この場合は骨片は除去します。

(9) 乳歯の外傷に起因する後継永久歯の形成異常

　受傷した乳歯の定期診査に際しては、口腔内診査ならびにX線診査を行い、後継永久歯冠や歯根の形態や位置を観察して、萌出以後

まで異常の発現を監視することが必要です。永久歯に形態異常が生じた場合は、受傷後1年が経過すれば、まだ萌えていない永久歯でもX線写真上で確認すると、形態の異常の有無が判明することが、よくあります。

　受傷した乳歯の後継の永久歯には、白斑や黄斑が観察されることがありますが、目立たない程度か、簡単な修復で審美的な改善が図れるものが多いです。具体的には、むし歯を治療する時に用いられる歯の色をした充填材のコンポジットレジンで被います。さらに後継永久歯がへこむなど形成異常のある部分について、放置しないで早めに修復を受けることがお勧めです。それは、形成の異常部位は萌えてから時間が経つにつれて細菌感染が進み、歯髄壊死や根尖性歯周炎を合併し、保存不可能となる歯もあるからです。その他、後継の永久歯に歯根の形態異常があった場合や、萌出した位置が異常であった場合には、歯並びの治療を要することがあります。

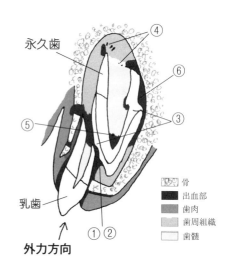

◎図3-6　乳歯が受傷したあとにみられる後継永久歯の異常

①歯冠の白斑
②歯冠の黄・褐色斑
③歯冠の陥凹・屈曲
④歯根短小化・屈曲
⑤歯髄の壊死・石灰化
⑥出血

═══ Column. 2 ═══

歯の再植、移植と固定法の歴史

「歯の再植」とは外傷などで抜けてしまった歯や、治療をしても上手くなおらない歯を一度抜いて、再度歯を元の場所に戻すことをいいます。「歯の移植」とは、むし歯や歯周病などで失ったところに、違う歯を移し入れる方法をいいます。ほとんどは自分の歯を利用する自家歯牙移植のことをいいます。どちらもインプラントや義歯とは異なり、自分の歯ですから、生体に対して優しく、歯の機能を生かした方法で、条件が合えばとても有効な方法です。ただし、再植も移植も歯の条件が制限されますので、すべての場合でうまくいくとは限りません。現在は適した条件がかなり明らかになっています。

では人間はいつごろからこの様な治療を知っていたのでしょうか。

古くは紀元前5世紀の古代アテネの発掘物から歯を結紮（結び合わせること）した遺体が報告されており、ローマ時代のアウルス・コルネリウス・ケルズズ（紀元前30年生まれ）は脱臼歯を金属線で隣接歯に結紮して動かないように（固定）することを記載しました。収斂剤（柘榴の葡萄酒煎剤）を塗るとも書いています。歯の再植法を書いたのは、イスラム帝国の Abul-Quashim (1050年生まれ)で、脱臼歯、脱落再植歯は金属線で結紮して固定し、止血剤を塗っていたようです。

さらに、1633年にはデュポンが歯痛の治療として、意図的に歯を脱臼させて、再植する方法を発表しました。この後歯痛の治療法

Chap.3 歯と口のケガⅡ　　91

として、歯の再植が多用されることになりました。

　一方、パリのピエール・フォーシャル（1678 ～ 1761 年）やロンドンのジョン・ハンター（1728 ～ 1798 年）は、脱落歯の再植、自身の歯の移植、他人の歯を移植することなどが流行するきっかけを作りました。

　ヴィクトル・ユーゴーが 1862 年に発表した小説『レ・ミゼラブル』Les Misérables では、若い女性の歯が金持ちによって買い取られ、彼らに移植されることが書かれています。しかし、ひとりの歯を他人の歯を抜いた後に移植することで、梅毒が伝染することが明らかになって、他人への移植は行なわれなくなりました。

　歯の再植と、歯を自身の他の歯の部位に移植して活用することは今も行われていて、現在でも金属線は固定に用いられています。ただし、接着によって歯をつなぐことができることになったので、接着性レジンという材料が歯の固定を大いに容易に確実なものとしました。

　歯の外傷の治療においてもう蝕治療と同様に、接着性レジンやコンポジットレジンの応用によって、自然な歯の色を保つことができ、治療時間の短縮が達成されました。現在は、幼児の歯も審美的で異和感のないものになっています。

Chap. 4
歯のケガの現場と予防法

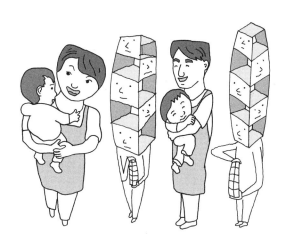

1. 家庭での歯のケガ

　歯のケガに限らず、子どものケガは、家庭内で起きることが存外多く、子どもが家の中でけがをすることは、世界に比較してみると、日本においては高頻度におきています。

　歯のケガの原因は国ごとに特徴があり、棒で殴られることが多い国、殴り合いが多い国、自転車が原因となるケガが多い国などがあります。これらのケガの原因は、そのままその国の子どもの生活を反映しているかのようで、日本は狭い住宅事情と、その中で過ごす時間が長い子どもの生活がうかがわれます。

　WHO の統計で、すべてのケガにおいて、日本は傷害死亡率が高い

◎図 4-1　子どもの傷害死亡率の地域分布
（15 歳未満を対象とする 2002 年の調査）

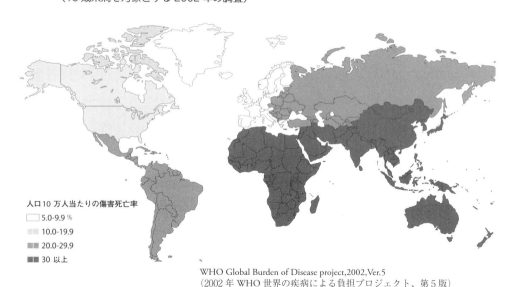

WHO Global Burden of Disease project, 2002, Ver.5
（2002 年 WHO 世界の疾病による負担プロジェクト、第 5 版）

国に属すること（図 4-1）を考えると、日本では小児の養育の在り方全体について、大人はもっと真剣に考える必要があるように思います。

　口腔が受傷するきっかけは、転倒が多いのは多くの国で共通していますが、重篤な脳損傷を被る場合と差がない経緯で起きていることは注目しなければなりません。歯のケガをした子どもは、少し打ち所が悪ければ脳内出血等の脳損傷をおこしていた危険性があり、事故が起きた家庭内状況について調査し、改善することが必要です。

・家の中で暴れていてぶつかったり、家具やサッシに向かって転倒したり、階段を転げ落ちたり、人間同士の衝突もみな危険です。
・より安全な養育環境を創り、十分に体を動かすこと、そのような機会と場所を与えることが大切です。
・適切な見守りを行うなど、狭い場所の危険性についての教育が必要です。
・子どもには、時と場所をわきまえるよう、しつけることも重要です。

　小児を養育する環境は、成人が快適だと感じる住まいとは異なっていることも認識して、危険のないように部屋づくりやインテリア、公共施設の設計などを考える必要があります。

　保護者は子どもの安全に関しての責任があります。子育て期間においては、ご自身の快適さよりもお子さんの安全を守ることを優先する義務がありますので、まずは大人が意識の向上を図る必要があるでしょう。

●乳幼児の発達と起こりやすい事故

　歯と口のケガは幼児と小学生に多いことをすでに述べましたが、特に幼児は大人が作った環境の中での生活をよぎなくされますので、安全な環境作りは外傷予防のためにも大切です。

　生後半年以内はベッドやソファーからの転落に注意が必要で、転

Chap.4 歯のケガの現場と予防法　95

落の危険性のあるところに寝かせないことが基本です。また、硬いものや鋭いものを手の届く所に置かないことも大切でしょう。

ハイハイする時期は十分に手も足も使う好機であり、楽しくのびのびと運動させることは、後の手足の機能の発育と無関係ではありえないと思いますが、この時期は、階段や椅子からの転落がはじまります。階段には柵を設け、家具の角度にクッションテープを巻くなどの工夫も必要です。1歳を過ぎるとドアや窓に手を伸ばしたり、テーブルクロスなどを引っ張ることで、戸や引き出し、置物などでケガをしたりすることも生じます。引き出しに鍵を掛けておくなど、子ども同様の低い視点から、危険なものが無いかを点検しておきましょう。

1歳を過ぎると行動範囲が広がりますので、階段には滑り止めが必要でしょうし、ベランダに出れないように鍵を掛けて置いたり柵を付ける必要があります。風呂場での転倒にも気を付けましょう。

 乳歯をぶつけてしまった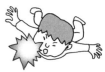

● Iちゃん（4歳女児）の場合
　（お母さんの話）

　自宅の部屋で午前中（2時間まえ）に転倒して、木製の机にIちゃんは口をぶつけ、大声で泣いていました。上の前歯の歯ぐきから血が出ていて、「痛かった」とのことで、午後1時ごろに歯科に行きました。

　上顎の乳中切歯が打ちこまれて、歯ぐきに2mmほど、めり込んでいました。お昼は何か食べるって聞きましたけど、痛いからと食べたがりませんでした。診断は上顎左右乳中切歯の陥入ということで、清潔にすればまた生え出てくる確率が高い

そうです。

　抗菌薬を処方してもらい、陥入した乳中切歯は、指でほぐした綿棒にうがいくすりを付けて、自宅で食後に必ずケアを行うようにと、歯科衛生士さんがやり方を模型で教えてくれました。実際にやってみて、痛そうではなかったので、少し安心しました。

　夕食は柔らかい食物なら、痛みもなく食べることができるでしょうと言われました。でも、夕食前に熱を測ったら、37度4分で平熱より高い状態でした。でも、少し熱が上がることは説明されていたので、様子を見ることにしました。食事は、熱すぎない柔らかいものをゆっくり食べさせたら、よく食べたので、ほっとしました。

　食後は歯科医院でもらった抗菌薬を飲み、お風呂はシャワーだけにし、指示があったように、ほぐし綿棒とうがい薬で歯をよく消毒して休みました。

　次の日は、痛いとも言わなくなったので、普通の食事ができました。よくなったと思って、歯科医院に消毒に来なさいと言われていたのを忘

れてしまっていました。ケガをして3日目に、朝起きたら鼻の下が少し腫れているような気がしました。前の晩、夕食後は歯も磨かないで寝てしまったことや、そういえば消毒を受けるのを忘れていたことを思いだして、歯科医院に電話をして受診してみました。

　めり込んだ歯の周囲が腫れていたのでした。そこで、消毒（薬液洗浄）を2日ぶりに受けて抗菌薬入り軟膏をぬってもらいました。そしてなかなか磨きにくかった周囲の歯も徹底的に汚れを取ってもらって、帰りました。

　幸い次の日からは腫れた歯ぐきもだんだんもとに戻ってきて、1週間ほどたったら腫れもほとんどわからなくなったのでほっとしました。そして、ケガで埋まりこんだ歯も少し出てきたように見えてきました。

　2週間後まで特に問題なく過ごせましたので、1か月後に歯科を受診してみました。歯を裏側から見ると、少し茶色っぽく歯が変色していると指摘されました。ケガをした歯は、大分出てきましたが、十分にはみがけていないことも、よく教えても

Chap.4　歯のケガの現場と予防法　　97

らいました。また腫れることがない
ように、そして色が変わった時は定
期的に歯髄の異常が出ていないか、
チェックすることを勧められました
ので、歯みがきを習ったり、大掃除
をしてもらうために、受傷2か月後
にも受診しました。埋まりこんだ乳
歯は、かなり元の位置に近づきまし
たが、わずかに背が低い感じです。

先生からは、そろそろX線写真
を撮ったり歯髄が正常かを調べま
しょう、といわれました。歯髄の生
活反応検査(電気診)も受けました。

この検査は、歯に弱い刺激を与
える、とのこと。

「くすぐったいような、温かい感じ
がしたら手を挙げてね」と、先生が
説明しました。娘はだんだん熱くな
る感じがしたそうで手をあげました。
先生は、「歯髄は、無事だね、よかっ
たね」と言われ、ホッとしました。

その後、4か月目と6か月目の
チェックも受けました。歯磨きはまじ
めに仕上げていたつもりでしたが、
2か月もたつと古い汚れがあちこち
に見つかり、きれいに磨くって難し
いんだなとあらためて感じました。

6か月目の定期診査の時に、右
上乳中切歯の歯髄の状態は、電
気診をしても何も感じないようでし
た。また、この歯は、ノックされる
と他の歯よりも少し嫌な感じがした
ようです。

X線写真を撮ってみたところ、右
上乳中切歯の歯根の先に小さい黒
い影が出来ていて、ケガの影響で歯
髄が死んでしまった状態だと言われ
ました。でも歯の神経の治療（歯内
療法）を行って歯を残すことができ
るという説明を受けて、この治療を
受けることにしました。歯を削る機
械の音はしましたが、痛みはなかっ
たようで、歯の中を掃除して、消毒
の薬をつけ、3回ほどで歯の中に薬
を詰めて治療が終わりました。

その後は、6か月ごとにチェック
を受けて、ケガの1年目には上顎乳
中切歯は、ほぼ元の位置に戻って
いました。この時、X線検査を受
けたところ、ケガをした右上顎乳
中切歯の後継の歯である右上顎中切
歯に、へこみが見られると先生に言
われました。

この中切歯が生えるのは7歳ごろ

なので、そのころに中切歯の生え方を注意深く観察して、へこんだ部分に手が届くようになったら、中切歯のへこみを治療することができるそうです。それまで、6か月に1回は定期診査を受けるように薦められています。むし歯の予防もかねて、定期的に通おうとおもっています。

2. 学校（園）での対応

（1）学校（園）における口腔の外傷

　園や学校での口や歯の外傷は、全身の他の部位よりも多く発生しています。また幼稚園と保育園では乳歯外傷の16％がおきているのにくらべ、学校では永久歯外傷の50％がおきていました（小児歯科学会調査）。外傷の原因は、多いものから順に、転倒、衝突、転落、床で打つ、ボールやラケットでのケガなどでした。

　現状をみると、園や学校では、外傷の予防をふくむ安全対策を行うことが、重要なことがわかります。外傷への応急対応や治療について、職員や保健担当者が日ごろから最新の情報提供を続けていくことも重要でしょう。そのほか、歯の脱落に備えて、園や学校、救急車などに、"脱落歯の保存液"（p.86）を備えること。また、折れた歯の破片がみつかったら、受診の際に持参することなど、いざというときのための注意を知らせておくことも大切です。さらに、緊急時の連絡体制をつくって、円滑なや対応や受診、相談を可能にしておくと良いでしょう。学校では、こんなことが、おきています。

Cace2 歯が折れてしまった

● K君（9歳）の場合

午後3時ごろ学校で掃除をしていたら、モップの柄が歯にぶつかって、左上中切歯が横に真っ二つに折れてしまいました。ガキーンという感じで、少し血が出ていて、うがいすると水がしみました。

歩くと風がしみるし、歯を触ると痛いし、せっかく生えたのに欠けてしまいがっかりでした。友達が、折れた歯のかけら*を拾ってくれたので、保健室の養護の先生に見せたら、変色しないようにねと、水の入った小さなビニール袋にいれてくれました。

かかりつけの歯科医院に先生が電話をしてくれました。病院についたら、顔なじみの歯科衛生士さんが、今日は大変だったね、でも病院に来れたんだからもう大丈夫、早く治るように頑張ろうねと励ましてくれました。

歯科では、折れた歯は歯髄が表に出ていると言われました。でも、子どもの歯髄は大切なので、残すように頑張るからねと、歯科の先生が説明してくれました。

その日は、歯に局所麻酔をしてから、生活歯髄切断法というやり方で、水酸化カルシウムという薬を付けたあと、歯の色の材料で仮の歯を作ってくれました。これでうがいの水も風もしみなくなりました。ただ、咬むと歯に力がかかって、これが痛かったので、隣の歯に接着剤でつなぎとめる、固定を受けました。そのおかげでハブラシをしても痛くなくなりました。

歯科衛生士さんが、口の中を清潔にすることが治るために最も大切なことだよと教えてくれたので、歯ブラシやうがい薬を教えてもらった通りに使おうと思いました。

お母さんは仕事中でしたが、びっくりしてあとから駆けつけてくれました。歯科衛生士さんが、ばい菌が増えないように甘い食品を控え、

＊ 歯が折れた時の「**かけら**」は、水道水の中に保管して、歯科医院へ。
　歯全体が抜け落ちた時は、ラップでくるむなど、p.51・p.86 を参照ください。

お母さんも仕上げ磨きをしてあげてくださいねといわれました。

　翌日は、まだ2週間は油断してはいけないと言われ、さらに磨き方を練習しました。

　2週間後には、歯に食べ物が当たっても痛くなくなったので、歯の形をもっとかっこよくしてもらいました。

　1か月目のチェックを受けた時、X線写真を撮ったところ、歯根が水平に折れている線が発見されました。これは歯根破折といって、固定の期間を2か月以上に伸ばすとのことでした。歯根の折れた部分にばい菌が入らないように、歯ブラシはより上手に使えるよう病院で毎回習いました。上手に磨けるようになったら、固定も取りましょうと先生が言ったので、がんばりました。

　3か月目には歯科衛生士さんが、とてもきれいに磨けるようになったねとほめてくれました。そして先生が固定を外してくれました。

　固定を外すと、急に変わって少し変な感じでしたがすぐ慣れました。感じ良くがなったら、仮の歯を終わりにして君の歯をつけても大丈夫

と、先生が水中に保管していた僕の歯のかけらを、折れた部分に接着してくれました。僕の歯が元通りになって本当にうれしい。もっと大切にしようと思いました。

　毎月、歯髄の検査を受けて、無事であることを確認していました。7か月たった時のX線写真で、折れた歯根がつながったと、先生が教えてくれました。不思議な感じがしたけれど、うれしかったです。

　1年たって、この時点でも歯髄に異常がなく、X線診査結果にも異常がなかったので、6か月ごとに定期診査を続けましょうと言われました。将来、激しくぶつかり合うスポーツをするときは、マウスガードが必要ですよ、とも言われました。また歯をケガするのはいやなので、体育の時間とクラブ（サッカー）をやるときは、マウスガードを入れようと決めました。

　マウスガードを作るには、口の型をとります。粘土状のパテで歯と歯肉の型とり(印象)をするのです。この型に石膏を流しいれて僕の歯並びソックリの石膏模型が作られてい

Chap.4　歯のケガの現場と予防法　101

ました。この模型が、マウスガード作成の元になるそうです。僕が帰ってから歯科技工士さんが樹脂を軟かくして、この模型に均一に押し当てて、マウスガードを作るのだそうです。

マウスガードは2mmほどの厚さで透明なやわらかいマウスピースで、体育の時やクラブ活動で使っています。薄いので話も普通にできますし、友達もあまり気が付かないみたいです。

僕の歯はまだこれからも少しずつ伸びてくるそうで、高校を卒業したころには、歯と歯ぐきが大人同様になるそうなので、そのころには折れた部分を大人向けの材料で直してもらうのがきれいだ、と説明を受けました。それまで折れた歯も自分で大切にしようと思いました。

 歯が抜け落ちて、再植

●M君（7歳）の場合

僕は学校の階段で足を滑らせ、転んだ時に歯をぶつけて、血がいっぱい出たのでびっくりし、すぐ保健室に行きました。

保健の先生がガーゼを当ててくれましたが、いっしょにいた友達が、抜け落ちた前歯に気付いて拾って持ってきてくれましたので、歯が抜けてしまったことがわかりました。

まず、先生は抜けた歯を、"脱落歯の保存液"という、落ちた歯を入れる専用の溶液に入れました。左上顎中切歯が抜けていたのでした。がっくりしましたが、とにかくうがいをしてから、新しいガーゼをくわえました。校医の歯医者さんに電話を入れて、すぐ行くことになりました。歯は落ちてもまた植えることができるんだよと先生が励ましてくれましたが、なんだか心配でした。歯科医院でも、早くもどす方がいいんだよといわれ、元通りになってほしいなと思いました。

けがをしたところは、ぬるい塩水でよく洗い、保存液の中の歯を戻してもらいました。再植というのだそうです。

「へいきかな？」　と先生が聞いて

いるうちに少し押されていたいところがあったけれども、歯は戻ったみたいでした。鏡を見せてもらって、べろで触ってみたり、口を閉じてみても、もと通りみたいで、ほっとしました。ケガをしてから1時間くらい経っていました。あとは、また外れて落ちてしまわないように、隣の歯と接着材で固定してくれました。これで硬い食べ物以外は、あまり気にしないで食べれるようになりました。飲み薬をもらって、食後はうがい薬でしっかりうがいすることを習いました。

翌日にはお母さんも一緒に歯医者さんに行き、ハブラシの仕方やほぐし綿棒にうがい薬を付けて消毒するやり方を歯科衛生士さんに習いました。お母さんもおっかなびっくりでしたが、歯が元の場所に戻りますようにと祈る気持ちで、食後は一緒に歯みがきと消毒と、うがいをつづけてみました。

1週間後、歯肉は歯になじんでいて、はがれていないと言われて、ほっとしました。第一歩達成と、うれしかったです。

2か月目にX線写真で診てもらっ

たとき、特に異常がなかったので、固定を外してもらうことができました。もう歯は揺れてません。なんだか怖いようでしたが、食事もすぐ慣れてうまく食べれました。

3か月目に中切歯の歯髄電気診をしたとき熱い感じがしたので、歯髄が生きてるね、と先生がうれしそうに言いました。歯が生き返ったことに僕は感激しました。

ケガをした歯はノックしても他の歯に比べて痛いこともなく、5年たちますが、特に問題はないようです。でも、定期診査と習った歯みがきだけは一生続けようと思いました。

最近は歯並びが気になってきました。先生に聞いたら、歯並びを治しておくと、ケガをしにくくなるとのことで、勧めてくれました。

X線断層撮影の結果、歯の周りの骨や歯根に異常がないので、歯並びの治療を受けるのも問題ない。歯の長さは、脱落した歯の方が少し短いそうですが、大きな影響はなさそうだと言うことで、念のため、矯正の歯医者さんも紹介してもらい、今までの経過を引き継いで診てもらうことになりました。

Chap.4 歯のケガの現場と予防法　103

3.スポーツ外傷と予防

（1）スポーツ外傷

　スポーツ外傷とは、スポーツ中に引き起こされた傷害をさします。スポーツ少年団に対するアンケート調査では、たとえば空手における外傷の経験率は小児の71％で、その損傷部位は頭部・口腔・顔面（顔や口の領域）が大部分でした。

1）マウスガード

　マウスガードとは、顎口腔領域の軟組織・硬組織の外傷を予防し、軽減することを目的として、競技用スポーツ時に使用されるものです。それ以外には、頭位の安定、脳震盪の予防、運動能力の向上を目的に用いられることがあります。

　また、外傷の既往を持つ子どもは、再度外傷を被る危険性が高いとの報告もありますので、歯の外傷を受けた子どもには、予防教育やマウスガードの装着など、予防処置を積極的に薦める意義があるでしょう。

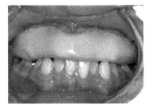

◎図4-2　スポーツマウスガードと装着仕様

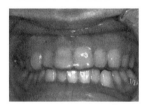

上　マウスガード・ピンク
下　マウスガード・透明

　また、前述のように、う歯やある種の不正咬合は外傷のリスクでもあるため、外傷を予防するにも、う蝕治療や矯正治療は意義を持ちます。ただし矯正治療中は外傷を被った場合に、損傷が重症になりやすいので、矯正治療中の運動選手にはマウスガードを勧めます。小児のマウ

スガード使用において、考慮すべき点は、小児の顎、歯列、咬合の
成長発育で、注意点は p.107 に記しました。

　ただし、装着時にも外傷を完全に予防することは難しく、装着中
に損傷をうけることもあります。その場合は、ガードに歯が食い込
んでいることもあるので、あわてて、はずさないようにしましょう。
はずす動作が受傷歯を抜いてしまうことがあります。受傷後のマウ
スガードは、歯科医にはずす操作をまかせたほうが安全安心です。

（2）スポーツに関連する広義の歯科的傷害

　歯に外傷を受けた小児の経過管理を継続するうえでは、年齢が上
がるとともに、スポーツに関連する外傷以外にも、スポーツドリン
くう蝕や、歯の使いすぎ症候群 (Dental Overuse Syndrome)、防衛
体力低下による歯周炎・口内炎、気圧性歯痛、潜水用酸素吸入マス
クに関わる障害などに、遭遇することはまれではありません。

（3）外傷の予防

　現時点で小児の外傷予防に有効だと考えられている要素を以下に
掲げます。

1）健康状態を把握し、健康上の問題を解決すること

　小児の活動中の様子を観察し、体調や健康面に問題があれば速や
かに対応しましょう。

　心身の異常は、注意力を散漫にし、事故の発生に通じます。とく
に、口腔内に関しては、う蝕がある歯は折れやすく、歯並びが悪い
と突出した歯を受傷する危険性が高いので、う蝕や不正咬合を直し

Chap.4　歯のケガの現場と予防法　105

ておくことは外傷の予防上有益です。

　調和の取れた食事、運動、適切な休養・睡眠がとれる生活を心がけ、敏捷性や調和能力などの基礎的な体力つくりにつとめることも大切です。

　十分な休息と適切な食事は、コンディションを保つ基本です。また、適切な運動習慣は、肥満を防ぎ、俊敏性と望ましい身のこなしができるようにするために有効です。

2）安全な環境を整える

・施設・設備や用具、教室や運動場などの安全点検を行う。

　段差をなくし、明りをつけ、滑り止めや、突起部の被覆を工夫する。また、危険箇所について、飛び出しや駆け足を禁止するなど、注意を喚起する教育や表示を行いましょう。

・トレーニングプランの改善・安全対策の立案

　活動場所や内容、運動種目、メンバーに適した計画立案を行いましょう。危険な行動と正しい行動を認識させ、問題は互いに指摘できるように指導し、じゃれあい、ふざけ、けんか等、感情的な事故例を教えましょう。

3）自己、他人、集団の安全に対する意欲を育成する

・自己統御を学ばせる（我慢の仕方、ストレスへの対応法、後先を考えない行動を起こさせない、情緒の安定化と感情の統御）。

・のぞましい生活習慣や誠実な行動を主題とした道徳指導。

・安全な活動や用具の使用法にルールを決めること。

・スポーツのルールを正しく伝え、ケガのおこりやすい状況を伝えます。フェアプレーの精神をつたえ、互いを守る瞬発力と危険回避の身のこなしを教えます。

・安全に関わる決まり・約束を遵守する精神を教える

　かけがえのない自他の健康を守る責務を伝えておきましょう。

4）応急処置法、緊急時の例、対処法を学ばせる

・事故例や「ヒヤリ・ハット」場面などを題材に危険予測・危険回
　避の学習をさせましょう。

・交通事故の被害者／加害者にならないための教育、特に高校生は
　社会人としての自覚を高めましょう（交通安全の催しや災害時の
　ボランティア活動に取り組ませるなど）。

5）スポーツ中の防具やマウスガードの着用を促進する

・体のぶつかりや、バットやラケットが当たる危険性のあるスポー
　ツに際しては、マウスガードの装着を促します。

・外傷の既往者、矯正治療中の者にも運動時には装着を勧めます。

Chui

◎マウスガード使用上の注意点

・マウスガードの着脱は両手で持ち、前歯からはめ、奥歯から外す。
・試合中だけでなく練習の時も使って、慣れておきましょう。
・使用したら必ず水で十分洗い、専用の容器に保管しましょう。
・お湯に付けると変形しますので、避けましょう。
・水とハブラシで軽く掃除することがお勧めです。
・匂いが付かないように時々義歯洗浄剤に漬けましょう。
・歯みがきペーストは傷をつけるので使用しないようにしましょう。アメ
　が付いたときは、水に浸けて溶けるのを待ちましょう。ガムが付いた
　ら氷をあてるとはずれます。
・ゆるくて落ちてくるとき、穴があいた、痛みがある時などはすぐ主治
　医に相談下さい。
・マウスガードを装着しているときにけがをした場合、ガードを触って
　みて痛いときは、自分で外さないで、歯科医院でチェックを受けな
　がら外してください。マウスガードに歯が刺さっていることがありえ
　ますから注意が必要です。

Chap.4 歯のケガの現場と予防法　107

4 医療の現場でのケガを防ごう

（1）医療現場と口腔外傷

　子どもが医療を受ける際には、歯や口がやむを得ず損傷を受けることがありえます。

　歯が折れたり、揺れたり、抜ける、舌や唇を圧迫することなどがおきてしまうと、患者さんにとっては、痛み喪失感、咀嚼機能、審美性にかかわる問題を生じます。また、抜けたり欠けた歯が、気道や消化管に落ちたり、傷つける危険性もあります。以下のようなときに口腔の外傷がおきています。

①気管に喉頭鏡やチューブを入れる操作（挿管）。

　この挿管という操作では、歯に加わる危険性のある力は約148kgとの報告もあります。

②麻酔から覚める時などに暴れたり、歯を食いしばったとき。

③口を介したチューブ、パッキング、バイトブロックを使用する場合。

　口腔を介したチューブを使用する場合、手術時に体重がかかる位置などの関係で、舌や唇も圧迫や損傷をうけることあります。傷が生じ、治療や入院期間が延長されることがあります。

　口に外力を受けることは、長期的には以下のような影響を生じることもわかっています。

④乳歯が外傷をうけると、後継永久歯に白斑や黄斑、形成不全、歯全体や歯根の形態異常・彎曲、萌出位置異常、萌出しない等の合併症が生じることがあります（p.16-18、89-90）。

⑤新生児では、歯槽や口蓋など口腔粘膜を圧迫し続けると、口蓋裂や口蓋の損傷や乳切歯の彎曲が生じると言われています。

⑥原因不明の歯の変色について、2〜5年前の全身麻酔や挿管をその原因として考慮するよう薦める報告があります。

①②については、一般に全身麻酔をうける患者さんに対しては事前に説明します。日本麻酔学会のホームページには、全身麻酔を受ける患者に対する説明は以下のようです。

「主に気管にチューブを入れる操作や、麻酔から覚める時などに暴れたり、歯を食いしばることにより、弱い歯やグラグラした歯…が欠けたり抜けたりすることがあります。」

救急の現場で歯が損傷を受けても、命が救われたのであれば、患者さんに異存はないかもしれませんが、予定された手術などにおける全身麻酔の前には、これらの危険性があることについて、患者さんは時間が許す限り、しっかりと対策を講じておくことがおすすめです。

③④小児の口腔損傷は、多様な影響がありますが、もともと、子どもの口腔は外傷を受けやすい条件を持っています。

子どもの歯が外傷を受けやすいわけ：成人にくらべ、子どもの方が口腔外傷を受けやすいわけは、

・口が小さく、挿管操作が難しいですから、歯が押されやすいという条件があります。

・乳歯は4歳から13歳くらいまで、自然に歯根吸収（自然に根が溶けること）を起こして抜け落ちる時期なので、グラグラしています。前歯からはじまり、乳臼歯まで、次々と抜け落ちていきます。

・子どもの口に生えてくる永久歯は、歯根が成人の歯より短く、約

Chap.4 歯のケガの現場と予防法　109

2分の1の長さしかありません。根の短い植物のように、外力が加わった時にグラグラしたり、倒れやすいことは想像できましょう。
・生えたての永久歯は組織も発育過程にあるので、歯がもろく歯を支える力もまだ弱いのです。つまり、15歳以下の小児の歯は、永久歯も成人の歯に比べ外力に弱いのです。**子どもの歯こそ、外力から守ることが特に大切**です。
・さらに、子どもの歯のなかでも、その時点で特に弱いのはどの歯なのか、歯科以外の医師では診断できない部分があります。　下図には標準的な小児の歯の生え代わりの状態を示していますが、歯

図 4-3　乳歯と永久歯の発育図

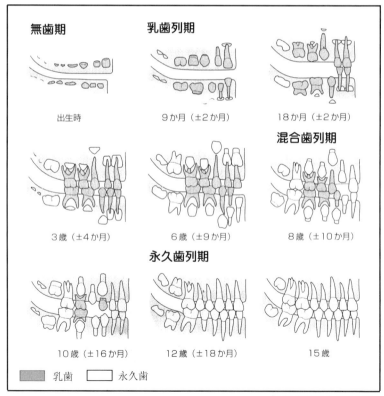

（小児歯科学会HPより）

の状態は多様な個人差があります。特に、臼歯（奥歯）が歯根吸収を
おこして脱落しやすい状況にあっても、見かけ上は揺れもなく、本人に
も保護者にもリスクのある歯としては認識できない点は注意を要します。
したがって、可能な限り歯科での検査をうけ、安全対策を受けるこ
とを強く勧めます。

　歯が損傷を受けても生命にはかかわらないとの記載はあります
が、麻酔に関する医療訴訟全体の中で最も多いのが歯の損傷です。
たとえ事前に説明を受けていても、患者さんは歯を失うことを納得
するわけではない、ということを示しています。たとえ命が救われ
ても、目をはじめ身体の一部を失うことは悲劇であり、口腔が軽ん
じられてよいはずはありません。医療者にも可能なかぎりの予防法
を実施する、医療安全上の義務があるでしょう。

　口腔損傷の発生頻度報告は、0.1 〜 12％といわれ、脱落した歯によ
る食道壁損傷のため開胸手術が必要となった症例報告もあります。

　　　　参照：坪田信三、臨床ワークブック　麻酔中の歯牙損傷について、
　　　　　　　Anet,vol.10(2),15-18、2006.

（2）損傷予防の進め方

　損傷予防には、術前診査で患者の歯や歯周組織の状況について、
患者と医師で認識を共有することが重要であるとされています。

　より安全なのは、歯科を受診して診断と予防処置を依頼すること
でしょう。もし周術期のお子さんなら、
①主治医から歯科医師に対して「周術期口腔機能管理」を依頼しても
らいます。

Chap.4　歯のケガの現場と予防法　　111

②歯科医師はそれを受けて、予定されている医療行為によって外力を受けた際に損なわれそうな歯や義歯を診査し、保護する手段を選び必要なら治療も行います。

③闘病中の患者さんのお口を快適に保ち、う蝕や歯周病を阻止するための処置や指導（口腔衛生管理）を行います。

5. 病気治療期間中の歯と口の守り方

医療現場では歯と口は、以下のような対応で守っています。複数の対応法を組み合わせて用いることもあります。

①保護用マウスピース

既成品は医療現場に準備されており、救急時など緊急時にも使用できます。ただ、既製品なので合わない人もあるため、効果は不確実です。これに比べて、歯科であらかじめ作っておくカスタムメイド（個別作成）マウスピースは、確実な防護法です。マウスピースは全身麻酔導入前から覚醒後まで装着するのが安全です。子どもでは、固定や抜歯、マウスピースを作るための印象（型取り）などの処置を受けるときに泣くこともあり、これが心身ともに負担になり、危険な場合もあります。小児歯科専門医に相談されるのが安心でしょう。小児歯科を担当する歯科医師は、固定やマウスピース（マウスガード）の作成に手馴れていますから、多数回の受診は不要ですし、歯を含め患者さんを大事にする医療を推し進める病院は、既製品保護用マウスピースを備えて、緊急の救急患者にも可能な限り適用しています。ちなみに、マウスピースによる予防は、挿管に

要する時間は、平均7秒を要する作業にすぎないと報告されています。

　さらに軟化温度が口の粘膜に安全な範囲である樹脂を用いることができれば、より1人ずつにフィットしたマウスピースを、その子どもの成長に合わせて調整することもできます。

　その他、放射線治療が予定される時はマウスピースを使って、放射線から発育中の歯を守るための装置であるアテニュエーターやスペーサーも使われています。

②歯の固定：揺れている歯は周囲に接着して揺れを止めます。

③とがった部分を丸くします（辺縁研磨）；組織を傷つけないための対策です。接着性レジンを付着させて丸みのある形にすることもできます。

④抜歯（揺れている歯や壊れそうな歯はあらかじめ除去すること）

　ただし、抜歯自体が外科処置であるため、行うことそのものが危険であったり、身体の負担になる患者さんがおられ、行えない場合があります。また抜歯は精神的な喪失感をもたらします。①②で対応することもあります。歯科受診が不可能な体調の悪い患者さんは、往診を要請してください。たとえ乳歯がぐらぐらでも、抜いてもらいたいという子はまずいません。幼い人にもわかりやすく、十分に話して聞かせてわかってもらいましょう。

　以上のように予防法はすでに明らかになっており、患者さんと家族は、複数の対応法から最もふさわしいもの、希望されるものを選べます。

＊参考文献
（1）加藤裕彦ら、喉頭展開が歯牙に及ぼす影響、日歯麻酔誌 2013; 41, (4):198.
（2）宮新美智世ら、挿管時等の小児口腔外傷に対する予防装置の研究、
　　　第14回日本外傷歯学会学術大会、2014.7.26、大阪

Chap. 5
外傷を受けた歯は、長期的にはどうなっていくのか?

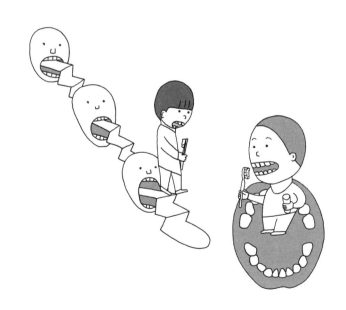

1. 歯の外傷による影響

●疫学情報

受傷頻度の高い小児の歯は、発育途上にあることから、外傷は歯の成長や歯列咬合の発育へも影響を与える結果となります。

乳歯の外傷は、後継の永久歯（後継永久歯）の色や形に影響する可能性が55％ほどあります。多くは白い斑点や黄色い斑点が永久歯につく程度ですが、低い確率ながら、歯がへこんだり、歯根が曲がったり、歯の成長発育が阻害されることがあります。最も重度の場合は、歯の形態そのものが破壊されて、永久歯が生えることができなくなったり、異常な位置から生えることがあり、これも低い確率ながら、永久歯の歯並びに影響する危険性があります。永久歯の歯並びが完成する成人年齢まで監視をつづけることがお勧めです（p.57-59、89-90 参照）。

したがって、外傷の既往を持つ歯については、外傷を受けた歯が、どのような経緯でどのような外力を受けたのか、そしてどのような治療を受けたのか、ケガの治癒過程や合併症の発現の状況、これらに対する追加治療などについての情報を、まとめておくことが大切です。患者さん自身にとっても、そして医療者にとっても重要な情報となるでしょう。

ケガのあと、一定の時間がたってくると受傷当初はみえなかった、さまざまな異常が見えてくることがあります。

術後の異常所見の発現については、p.47・72-78 に示した通り、発

症時期や発生時期が異なるのです。たとえば歯を打った場合、成人まではしばらく仮の修復物で経過を見ることがあります。成人後には良い状態で仕上がるように、定期的受診をつづけましょう。その機会にう蝕や歯肉炎も予防してもらい、生活指導を受けることができるので、長い目で見れば歯科で治療を受ける状況を減らせる可能性があります。

2. 外傷による各組織の損傷と長期経過

損傷の種類と術後の歯髄壊死、歯髄腔狭窄、歯根吸収、骨性癒着、辺縁骨喪失の発現については p.78 の表 3-2 にまとめました。

（1）歯冠における各種の破折

実験的に歯冠破折を作成すると、破折以外にも微小な亀裂が数多く出現することが確認されています。歯冠が外力を受けて、歯表面に亀裂が見られたり、歯冠破折を生じた場合、小児においては象牙質だけでなく、歯髄が危険な刺激や細菌にさらされることが報告されています。

これらの刺激や細菌が歯髄に到る理由としては、一つは目に見えるほどの亀裂が、多くは象牙質に到達する深さを有することがあります。また、子どもの象牙質が幼若で、象牙質内の細い管の径が太いため、これを通じて細菌や熱・化学物質など各種の刺激が、歯髄へと伝わりやすい（p.47・図 2-1）ことがわかっています。したがっ

Chap.5 外傷を受けた歯は、長期的にはどうなっていくのか？　117

て若年者の亀裂、歯冠破折による象牙質の露出があると、歯髄内へ感染と刺激が時間経過と共に歯髄へと伝わり、炎症が惹起され、歯髄炎を経て、ついには歯髄壊死や歯髄壊疽をひき起こす危険性があるのです。さらに、当初は見えなかった亀裂が見え始め、拡大したり、再び歯が折れることもあるので、定期的チェックの際に見逃さないよう、検査しつづけます。

（2）歯髄

①循環障害

　外力で歯がゆらされると、歯髄の最も外側の部分で象牙質との境界が剥れることがあります。また、歯髄には出血やうっ血をはじめとする循環障害が起きることも知られています。

　ちょうど、脳頭蓋が外傷を受けると、硬い頭蓋骨の中で、やわらかい脳の内の出血が起きることがあるように、脳同様に歯という硬組織に囲まれた軟組織である歯髄の辺縁や深部に、外力による脳損傷に類似した損傷が歯髄に起きることは想像に難くありません。

②歯髄壊死

　外傷を受けた歯の歯髄は、受傷2か月〜1年後の期間に、歯髄壊死に陥ることがあり、受傷状態が陥入や脱落等重症の脱臼であることや、受傷年齢がより高いこと、歯の完成度がより高いことが、歯髄壊死の確率の高さに関係していることが知られています。特に乳歯は2年を経て、はじめて歯髄壊死が発見されることもある点が要注意です。この場合は根管治療で治癒をはかります。放置すると歯が残せなくなります。

③歯髄腔狭窄

　子どもの幼若な歯（歯根未完成歯）が脱臼した後には、受傷３か月以後にＸ線所見で歯髄が細くなること（歯髄腔狭窄）があります。老人の歯に似た形となり、歯髄の抵抗力がおちるので歯髄壊死に陥りやすくなります。したがって、う蝕の予防も大切になります。時には歯髄の領域をすべて石灰化物が埋めつくすことがあり、その程度まで進行すると歯髄の壊死が 20％ほど併発するといわれます。また内部吸収で歯の内部がほら穴状に破壊される危険性もあるため監視を続けます。内部吸収に対しては根管治療が有効です。

④歯髄炎

　歯髄炎は、亀裂以上のなんらかの破折がある時に生じるのが一般的です。冷水に対する違和感を訴えた症例は、詳しく観ると歯の亀裂を伴っており、これを被覆すると症状の消失することが多く経験されています。その他にも甘味や熱い食物への過敏が生じることがあると、歯髄を除去する（抜髄）必要がでてきます。早めに治療することが望ましく、放置すると歯根吸収や歯髄壊死などより重度の合併症へと進んでしまう危険性があります。

⑤歯根吸収

　歯髄炎や歯髄壊死に到る過程で、小児では歯根が内側または外側から溶けてなくなる現象（歯根内吸収と歯根外吸収）が生じることがあります。その多くは、**早期に発見すれば根管治療により阻止できる**ことが知られています（次頁図）。もし発見や治療開始が遅れると、歯根吸収の進行が阻止できない進行性歯根吸収になる危険性があります。進行性歯根吸収に対しては、**外科的歯内療法（意図的再植法）**で吸収の

Chap.5 外傷を受けた歯は、長期的にはどうなっていくのか？　　119

図 5-1 歯根吸収・臨床所見による分類

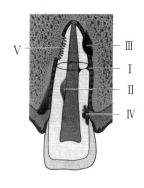

Ⅰ型　生活歯で自然に停止する深さ0.5mm以下の吸収
Ⅱ型　内部吸収で歯内療法後は停止する吸収
Ⅲ型　外部吸収で歯内療法後は停止する吸収
Ⅳ型　外部吸収で歯内療法後も進行する吸収
Ⅴ型　外部吸収で低位化を伴うもの

(『小児歯科学　第5版』「第13章・歯の外傷」p.245, 図13-9、2017年、医歯薬出版株式会社)

進行を阻止できる場合がありますが、まだ実施例数が少なく、教科書には治療法は記載されていないのが、現状です。

(3) 歯周組織

①歯根膜

　歯根膜の損傷は、外力の強さと方向に応じて、断裂と挫滅（外部から強い衝撃、圧迫を受けて内部の組織が破壊されること）が生じます（p.47 図2-1）。

　挫滅部位の方がよりつぶされていて血流が回復しにくいため、多様な組織の破壊が生じ、治癒がおくれます。挫滅部位は、歯根吸収や骨性癒着が比較的多く発現する点でも注意を要します。

　実験的に、歯根膜の一部をはぎとった場合にも、同じような歯根吸収が見られることから、挫滅部は歯根膜の喪失に似た状況になることが推察されます。

　一方、歯根膜の断裂部は明瞭な出血を伴うのが特徴ですが、受傷

歯が適切な位置に整復・固定されて、感染が予防された場合は、挫滅部位にくらべれば血流が良好であるだけに治癒が速かです。

②歯根形成組織

　乳歯や、子どもの永久歯が外傷を受けると、作られている過程にあるため歯根や歯冠の未完成な部分が影響をうけて、根の先（根尖部）の形成が停止して短い根になったり、歯が曲がってしまう（屈曲）など、歯の形に異常が生じることが知られています。乳歯の外傷が、その乳歯の後継の永久歯に影響することもすでに述べました（p.47・72・73・76-78）。受傷後1年を経たころからX線検査で異常を発見できることが多いようです。この場合、永久歯が生える時期に形態の異常をすみやかに治療できるよう、計画的に診療することをすすめます。

③歯槽骨

　歯が外力を受けて、位置がずれたり異常になった場合や、歯の動揺が強い場合には、歯根膜がかなりの範囲で切断されるほど、歯が移動したことを意味しています。したがって、脱臼や歯根歯折した歯のまわりを囲む歯槽骨が折れるなどの損傷があると考えてよいでしょう（p.49. 図2-2）。

　その理由は、（挺出した歯の一部をのぞけば）歯槽が破壊されないかぎり、歯が揺れる空間は生じないからです。

　歯槽骨骨折は骨折一般と同様に、6週間後に治癒します（p.77参照）。したがって、動揺のある受傷歯は歯槽骨の骨折が治癒するためにも、6週間の固定を行うことが望ましいとされています。ただし、骨が成熟して元どおりの強度に達するには数か月を要することも忘れてはなりません。一方、骨折部において骨が失われると、長

Chap.5　外傷を受けた歯は、長期的にはどうなっていくのか?　121

期的な経過観察が行われた症例では、ケガをした歯が外側にとび出すことが観察されています。ただし骨を失っても、若年者は歯肉が下がること（退縮）が起きにくいので、歯と歯肉との境目で、歯根が露出することは稀です。

　受傷当初に辺縁歯肉に挫滅や感染を起こした症例では、歯肉退縮が起きます。その他、隣接歯との間の骨（槽間中隔）が失われて、感染をおこすことがあります。また、歯の陥入などで歯槽骨が破壊、吸収を受けて喪失すると、隣りの歯が倒れることもあります。骨の内で感染をおこしやすいのは歯と歯ぐきの境目なので、元あった歯の周囲に可能な限り整復して歯肉で被い、糸で縫う（縫合）か、歯周パックという保護治療を行います。もし、破折した歯槽骨片が感染（腐骨化）した場合は、深い歯周ポケットが出来たり、歯周膿瘍を作ったり、薄い骨片が露出するなどの所見がでる危険性があります。これ以外にも、外傷既往歯を長期的に経過観察していると、歯槽骨が失われて、歯の揺れが強くなっていく症例がありますから、このような場合は、歯科用のX線断層撮影（CBCT）で骨や歯根の状態を総合的に診査します。

　骨が失われた場合は、骨を再生させるための治療を検討します。

④歯の周りの柔らかい組織（軟組織）の損傷について：

●上唇小帯・歯肉・口唇・粘膜

　上唇と歯肉をつなぐひも状の、上唇小帯は、幼い子どもにおいては、切れることが多いものです。出血がめだつので、そこに注目してしまいがちですが、はっきりと出血を見たような場合は、歯には異常があるように見えなくても、周囲の歯がダメージをうけている場

合がありますので、歯科医院でチェックを受けておくことをお勧めします。

　とはいえ、一般的には子どもの軟組織は、感染を早期に防ぐだけで治癒が良好です。ただし、砂などの細かい異物が中に残らないよう、十分に傷口は清掃・洗浄してもらいましょう。歯肉に傷がある時は、歯槽骨を守るために消毒を数日続けるとともに、清掃指導と消毒、縫合などを行ってもらいましょう。ただし、損傷が重度である場合は、歯の周りについている部分の歯肉がつぶれたり切れることが多く、これらが失われると歯根が露出（歯肉退縮）してしまう危険性が高くなります。子どもは若いので回復力を充分生かすように、早めの診療と再発していないか定期的にチェックをうけることがお勧めです。特に、受傷年齢が高い患者さんになるほど、退縮を起す危険性が高いように見えます。

　唇については、傷ついたり、ぶつけると腫れあがってしまい、歯の損傷が良く見えないことになりかねません。その結果、損傷全体を十分に観察できないことになる危険性がある点に注意が必要です。唇は特に腫れやすいので、ぶつけたり切れた時は、氷を袋に入れて冷やす（冷湿布・アイシング）ことが腫れの予防に有効ですし、多少腫れていても腫れが収まる場合もあります。

　唇、なかでも外からみえる部分、赤唇部（女性が口紅を塗る範囲）は、傷跡を残したくない場所ですから、切れて口が開くような深い傷は、傷口に汚れを残さないようによく洗浄してもらって、きれいに治るように縫ってもらうとよいでしょう。とはいえ、唇においてはケガをしてから1年以内に、順調に治る場合でも一時的なしこりを作ることがあるようです。

Chap.5 外傷を受けた歯は、長期的にはどうなっていくのか？　123

後に消失するしこりが多いようですが、保護者を心配させることがあるので、あらかじめお話しするようにしています。

（4）歯根の破折

　外傷により歯根が破折する場合、子どもの歯では歯の長軸に対して垂直な破折（水平破折）が多く（p.47・49・81）、歯槽骨の損傷を伴うため、脱臼歯に類似して動揺や咬合時の違和感がでます。一方で、歯の長軸に沿った縦の破折（縦破折）と歯冠－歯根破折においては、破折は、歯冠側と根尖側のいずれからも始まることがあります。不完全な破折（亀裂）がのこっていることは常にありえます。

　実験用動物の歯に強い外力を与えて、生じた歯根破折を観察してみると、歯根には目に見える破折だけでなく、微小な亀裂も共存することが確認されています。患者さんには、歯根の亀裂が確認されにくい患者さんがいます。受傷してからかなり時間が経過してから、歯根破折が明らかになったような場合は、当初は歯根の亀裂（不完全な破折）であったものが、時間と共に拡大して、歯根破折として観察可能になったことも考えられます。厳密にいえば、外傷を受けた歯は、一生無理な力をかけないことと、定期的なチェックがお勧めです。

①水平歯根破折

　幼若永久歯の水平歯根破折は、歯の位置を整復してから固定を堅固に行うことにより、破折片間が歯髄または歯周組織から生じた硬組織によって再結合されて治ることが知られています。しかし、整復固定が不十分であったり、感染が生じた場合などには、歯根部の

破折片間は結合組織または肉芽組織が侵入して治癒が得られないことがあります。そして、これらの治癒様式が臨床で明瞭に確認できるのは、受傷後7か月以後です。

　幼若永久歯の歯根の水平破折は、動物実験においては、破折線の歯髄側に出血がおきたあと、破折片をつなぐ硬組織形成が見られますが、微小な亀裂は治癒せずにのこることも示されています。つまり、破折の一部は治癒せずにのこることから、歯が完全に元どおりになるわけではないことを考えると、再外傷がおきないように予防をすすめる必要があるでしょう。

　他方、破折の歯根膜側が硬組織によって被覆されることが、折れて抜くことになった歯で確認されており、この治癒様式の機序についてはようやく実験的に確認されてきたところです。

　以上のように、水平歯根破折の既往がある部位は歯根の脆弱部分であり続け、再外傷によって同じ部位を再破折することが報告されています。したがって、歯根破折の既往のある歯は将来、歯科で治療を受ける際に、**歯根を精査してもらうこと**がおすすめです。

　診査に際しては、歯髄壊死、辺縁性歯周炎、歯内歯周疾患、歯髄腔狭窄が合併しやすいことに注意が必要でしょう。矯正治療に関しては、受傷後1年間経過が良好であるなら、治療開始可能であると記載されていますが、亀裂の残存に配慮した治療が必要と思われます。もちろん矯正医にも、外傷により歯が被ったダメージについてきちんと伝えることは大切です。

②歯冠・歯根破折

　歯冠・歯根破折による歯髄への影響は、歯冠破折の場合と同様に

考えられますが、歯肉の下へつづく破折が、歯髄へ与える影響は未だ不明な点が多いのです。つまり、受傷後短時間に、歯肉縁上を被覆することで、歯髄が保存できる場合もありますが、亀裂がある部位が歯周炎をおこしてくる場合があり、このようなときは最終的な修復のためによい条件をそろえておくことを目的に、矯正的または外科的な挺出をはかる必要がある症例もあります。

（5） まとめにかえて

　子どもの歯科がめざすところは、より健全な永久歯の咬み合せを作ることです。そのためには、最低限、歯槽骨を温存することが大切で、インプラントも補綴も歯槽骨があって初めて可能になります。

　歯槽骨を適切に保存するためには、個々の破折の状況や歯周組織の損傷と治癒を観察しながら、最適な治療を考慮する必要があります。そして、折れた歯の中で、利用可能な部分を生かして、歯の再建を試みます。ゆれたりずれたら、時には抜け落ちた歯であっても元の位置にもどして、元どおりになるよう固定します。

　幸い子どもは、治療能力がとても高いのです。成長発期独特のパワーをもっているように思います。歯のうち3分の1だけでも残っていてくれると、歯槽骨を守ることができる場合があります。

　合併症を確実に検出して、速やかに適切な対応をとれば、可愛い口元が長く保てます。

　＊挺出：歯を歯槽骨から出してくること。見た目上、「歯が伸びる」ことになる。

おわりに

　歯の外傷とはどのようなものなのか、治療や経過を交えてご説明してきました。

　歯をケガしたときは、一体どのような損傷を受けたのかが明らかになるまでに1月以上の時間がかかるとともに、外傷による影響が見えてくるのに約1年を要することをお伝えしてきました。ですから、外傷を受けた場合は歯科医院できめ細かな診査と治療、ケアを受け続けるのが望ましいのです。これは厄介なことに思えるかもしれませんが、外傷に伴う合併症を防ぎ、早期発見を目指すことは、他の歯科疾患も予防できる機会にもなりますから、一病息災に通じると肯定的に受け取っていただけるとありがたいです。

　様々な病気や外傷の治療法の多くは、長年繰り返された病気や外傷の経験に対して数多くの対応が繰り返されていくうちに、見いだされた知恵である面があります。歯の外傷について、いわゆる研究が始まったのはわずか70年前です。したがって、その本態や治療法については、まだ研究途上にあります。疾患とその治療の研究には、基礎研究が重要であることはいうまでもありませんが、患者さんと医療者の長い付き合いの中での臨床的情報のつみ重ねは、代えがたい価値を持っています。ぜひ臨床研究へのご協力をお願いしたいとおもいますし、そのご協力があって初めて将来の医療がよりよいものになっていくのです。

　口についての困りごとの中では、う蝕や歯周病の治療や研究が長

い歴史を持っており、これらが発展してう蝕や歯周病が予防や治療される時代になって、ようやく歯の外傷に目が向けられたと考えられます。つまり、う蝕と歯周病が猛威を振るっている中では、外傷を受けなくても歯はむし歯でぼろぼろになって折れ、歯周病でぐらぐらして抜けていたからです。この面だけをみても、歯の外傷に目が向けることができるのは、現代の日本人の口腔が恵まれた状態になってきたからかもしれません。

歯科医療の進歩に伴い、失われ損なわれた組織も多くは回復可能であることをお伝えしてきました。適切な対応を続けていただければ、口腔機能を失うことを最小限に阻止し、高い確率で回復できることをご理解いただけたかと思います。

今後は外傷予防もより積極的に行われていくことでしょう。しかし、不可抗力で起きる事故はなくならないものですから、歯の外傷についての知識を、子どもと保護者だけでなく、広く多くの方が持ってくださることを願っております。

本文のコラムの内、3つのコラムをそれぞれ各テーマに詳しい研究者である柿野聡子助教、和田奏絵医員、関矢多希医員にお願いしました。Moippo（もう一歩）深くと願って。

2017 年 10 月

宮新 美智世

索 引

あ
iPS　62, 63
アペキシフィケーション　80

い
インプラント　88, 89, 91, 126
移植　37, 62, 91, 92

う
齲歯・う歯　3, 25, 38 →「むし歯」参照
齲蝕・う蝕（うしょく）　12, 13, 16, 18, 25,
27-29, 31, 63, 92, 104, 105, 112, 117, 119
→「むし歯」参照

え
HBSS　51, 86
X線診査　71, 89
エナメル質　14, 15, 18, 29
永久歯　16-18, 22, 26, 31, 44-48, 55, 57-59,
　60, 71-73, 81, 84, 85, 87-90, 99, 108-110,
　116, 121, 124-126
壊死　57, 56, 73-80, 82, 84, 87, 90
炎症　16, 18, 23, 56, 57, 61, 69, 73, 76, 87,
118

お
応急対応　51, 52, 99
おしゃぶり　32, 33
温度診　71

か
カイスの輪　28
外傷性刺青　69
下顎前突　26
可撤保隙装置　87
外部吸収　73, 77, 80, 120

き
幹細胞　62, 63
陥入　55, 57, 59, 77, 78, 96, 97, 118, 122

き
牛乳　51, 57, 85, 86
亀裂　34, 46, 47, 49, 55, 56, 69

く
クリニカルパス　53, 65
口呼吸　26, 31, 32
唇の傷　51

け
形成不全　58, 60, 108
外科的歯内療法　82, 119

こ
コンポジットレジン修復　60, 81
抗菌薬　83, 84
後継永久歯　16, 18, 58, 59, 85, 89, 90, 108,
116
口唇　14, 31, 36, 48, 122
固定　53, 56, 57, 59, 60, 81, 83-85, 91, 92,
　100, 112, 113, 121, 124
口内炎　18, 24, 38, 105
骨性癒着　78, 84, 117, 120
根管治療　57, 80, 82, 118, 119
根尖性歯周炎　80, 90, 120-122

さ
再植　57, 66, 73, 74, 85-87, 91, 92, 102
再生医療　62, 63
再石灰化　23, 29, 30
再萌出　84
挫滅　47

し

シーラント 31

シャワー 52, 54, 91

歯科矯正治療 88

歯科用 CT 77

歯冠 14, 15, 16, 47, 48, 55-58, 69, 72, 77, 79, 81, 83, 89, 90, 117, 121, 124, 125

歯冠 - 歯根破折 49, 56, 82

歯冠破折 49, 78, 79, 81, 117, 118, 125

歯冠変色 72

止血 50, 52, 91

歯根 14, 15, 46-48, 55, 56, 58, 67, 69, 70, 71, 75, 78, 81, 82, 87, 89, 90, 98, 101, 103, 108, 125

歯根外部吸収 80

歯根吸収 71, 73, 77, 82, 87, 109, 111, 117, 119, 120

歯根内部吸収 80

歯根破折 34, 49, 53, 56, 59, 76, 77, 78, 81, 82, 101, 124, 125

歯根膜 14, 15, 47, 67, 69, 76, 77, 81, 82, 86, 87, 89, 90, 120, 121

歯根膜プロービング 69

歯周パック 122

歯周ポケット診査 70, 77

歯周疾患 13, 125

歯髄 14, 15, 46, 47, 49, 56, 57, 60, 61-63, 66, 69, 70-77, 79, 80-82, 87, 98, 100, 101, 103, 117-119, 125, 126, 125, 126

歯髄の損傷 46, 47, 56, 57

歯髄炎 60, 71, 76, 77 87, 118, 119

歯髄壊死 56, 73, 76, 77, 84, 87, 90, 117-119, 125

歯髄光電脈波法 75

歯髄腔狭窄 72, 77, 82, 87, 117, 119, 125

歯髄診断 70

歯髄生活反応 82

歯髄切断 57, 78, 79, 100

歯髄保存療法 77, 79

歯石 30

歯槽骨

歯槽骨 14, 15, 22, 47, 49, 55, 71, 73, 76, 77, 81-83, 85, 89

歯槽骨骨折 55, 57, 77, 83, 89, 121

歯肉 14, 15, 19, 20, 21, 24, 48, 50, 61, 69, 70, 82, 89, 101, 103, 122, 123

歯肉退縮 122, 123

周術期 37, 38, 111

循環障害 56, 118

小児義歯 87

小児虐待 48

上顎前突 26

上唇小帯 14, 19, 20, 122

静脈内鎮静法 35

心疾患 12, 37

震盪 49

す

スポーツドリンクう蝕 25

水道水（歯が脱落したとき） 51, 79, 86, 100

せ

セラミック冠 61

セメント質 14, 15

生活リズム 19

整復 57, 76, 81, 83, 85, 121, 122, 124

生理食塩水 66, 86

石灰化 16, 23, 29, 47, 58, 72, 77, 81, 90, 119

全身麻酔 35, 37

挿管 37, 108, 112

象牙質 14, 15, 62, 109, 113, 117, 118

咀嚼 13, 22, 23, 31, 37, 108

た

体育 52

脱臼 46, 48, 49, 55, 57, 72, 73, 76, 79, 82, 83, 84, 91, 118, 119

脱落（歯） 49, 51, 55, 57, 59, 66, 73, 85, 86, 91, 92, 99, 111

脱落歯の保存液 51, 55, 57, 86, 99, 102,

断裂　47, 69, 120

ち
知覚過敏　60
鎮痛剤　52

て
Tell Show Do 法　39
低脂肪乳　86

と
陶材焼き付け冠　61
糖尿病　12, 62, 63, 86
動揺度　69
動揺度測定器　69

な
内出血　47, 50, 56, 72, 74, 76, 95
内部吸収　73, 77, 80, 119
乳歯　16, 17,18, 22, 25, 44, 45, 57-60, 62, 71-73,
　77, 81, 83-85, 87, 89, 90, 99, 100, 116, 118,
　121
入浴　52

の
脳損傷　95, 118

は
ハイドロキシアパタイト　29
歯の変色　109
破片　76, 78, 79, 81-83, 99

ひ
PMTC（Professional Mechanical Tooth Cleaning
　；プロによる機械的歯面清掃）30

ふ
フッ素　29, 30, 31
ブリッジ　88
不正咬合　26, 104, 105

へ
ベニア修復　61

ほ
ホームケア　52, 54, 83, 84
萌出性歯肉炎　18
保隙装置　88 →「可撤保隙装置」 参照
保護用マウスピース　112
補綴　61, 126
骨のリモデリング

ま
マウスガード　27, 53, 101, 102, 104, 105, 107,
　112

む
むし歯　3, 12, 28, 29, 30, 31, 60, 74, 90, 91, 99,
　128　→「う歯」「う蝕」参照

ら
ラップ（歯が脱落したとき）　51, 57, 85, 86, 100
ラバーダム防湿　36

れ
冷湿布　51, 123
冷水痛　79

ろ
ロングライフミルク　86
露髄　49, 66, 69, 76, 78, 79, 80, 81

索引　131

宮新 美智世　みやしん みちよ

博士（歯学）。東京医科歯科大学歯学部歯学科卒。

現在、同大学大学院医歯学総合研究科小児歯科学分野、准教授（分野長）。同大学歯学部附属病院小児歯科外来科長。

専門領域は、歯の外傷学・小児歯内療法学、小児歯科修復学。"歯の外傷専門外来"を開き、歯科衛生士を含めたチーム医療を行う。特徴ある治療法は、受傷歯の合併症や難治性症例に対する外科的歯内療法（歯槽骨保存療法）、歯髄保存療法。挿管時等の歯の損傷予防マウスピースの作成。

共著：「外傷」『小児歯科学』医歯薬出版、『乳歯列期における外傷歯の診断と治療』クインテッセンス出版、『親と子の健やかな育ちに寄り添う乳幼児の口と歯の健診ガイド』医歯薬出版など。論文多数。

日本外傷歯学会副理事長、認定医指導医。日本小児歯科学会理事、専門医指導医。日本歯内療法学会・日本小児保健協会・小児口腔外科学会員等。

趣味はモダンジャズ演奏と料理。

子どもの歯と口のケガ

著者 宮新美智世

2017 年 12 月 7 日　初版

発行者　言叢社同人

発行所　有限会社 言叢社

〒 101-0065　東京都千代田区西神田 2-4-1　東方学会本館
Tel.03-3262-4827 ／ Fax.03-3288-3640
郵便振替・00160-0-51824

印刷 ・ 製本　シナノ印刷株式会社

©2017 Printed in Japan
ISBN978-4-86209-066-9 C2047

装丁・挿絵　川村易